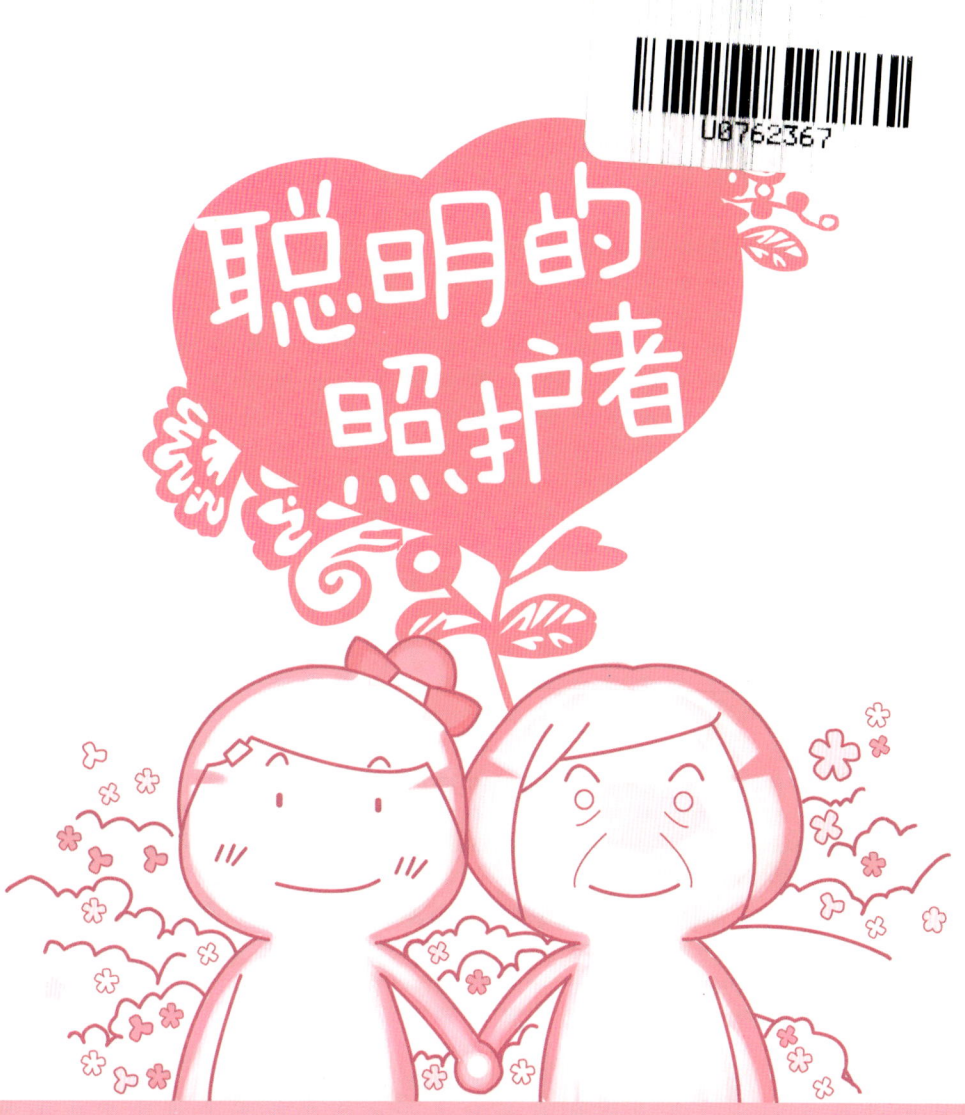

CONGMING DE ZHAOHUZHE
——JIATING CHIDAI ZHAOHU JIAOLIANSHU

图书在版编目（CIP）数据

聪明的照护者：痴呆家庭照护教练书/洪立，王华丽主编. —北京：北京大学医学出版社，2014.4（2024.9重印）
ISBN 978-7-5659-0837-8

Ⅰ. ①聪… Ⅱ. ①洪… ②王… Ⅲ. ①痴呆-家庭-护理 Ⅳ. ①R473.74

中国版本图书馆CIP数据核字（2014）第072661号

聪明的照护者——家庭痴呆照护教练书

著	：洪　立　王华丽
漫　　画	：落茶茶
出版发行	：北京大学医学出版社
地　　址	：(100191) 北京市海淀区学院路38号　北京大学医学部院内
电　　话	：发行部 010-82802230；图书邮购 010-82802495
网　　址	：http://www.pumpress.com.cn
E-mail	：booksale@bjmu.edu.cn
印　　刷	：北京金康利印刷有限公司
经　　销	：新华书店
责任编辑	：许　立　　责任校对：金彤文　　责任印制：罗德刚
开　　本	：880 mm × 1230 mm　1/32　印张：8.25　字数：170千字
版　　次	：2020年9月第1版　2024年9月第5次印刷
书　　号	：ISBN 978-7-5659-0837-8
定　　价	：66.00元

版权所有，违者必究

（凡属质量问题请与本社发行部联系退换）

本书献给
千千万万辛勤照顾着痴呆患者的人们

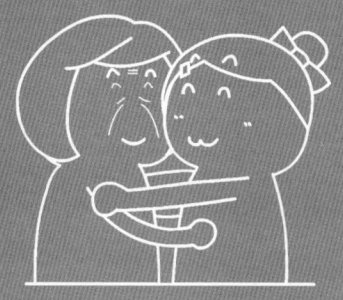

洪 立
记忆健康360工程主任

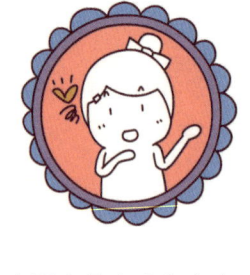

- 毕业于中国人民大学新闻学院,拥有15年的广告和市场传播从业经验
- 2006年进入医疗健康产业,2009年与工作伙伴共同发起"记忆健康360工程",以提高中国痴呆患者和家庭成员的生命品质为己任,积极引入国际先进的痴呆防治、照护的知识和技能,通过公共健康传播和培训活动,提升家庭和专业机构对痴呆患者的照护水平

王华丽
医学博士,主任医师
北京大学第六医院临床研究室副主任
记忆障碍诊疗与研究中心副主任

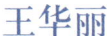

- 1994年于北京医科大学获医学学士学位;2001年于北京大学获精神病学与精神卫生专业医学博士学位。2002年赴哈佛医学院研修深造;2002—2005年赴美国加州大学开展博士后研究
- 长期负责老年记忆门诊及痴呆疾病的诊疗与研究工作,参与编写多种专业书籍
- 同时担任国际老年精神病学会常务理事,中国老年保健协会老年痴呆及相关疾病专业委员会(ADC)副主任委员兼副秘书长,中国老年学学会老年心理专业委员会副主任委员,中华医学会精神病学分会老年精神医学协作组秘书

微 推 荐

我谨代表国际阿尔茨海默病协会(ADI)向您致以亲切的问候！ADI是由各国的阿尔茨海默协会组成的全球化的联合会，其中也包括中国的ADC。我向您推荐这本书，希望它能为您和您深爱的人带来帮助，为痴呆照护提供全面的指导。照护痴呆患者是不容易的，但也是值得褒奖的，而且全世界有许许多多的人和您一起为之努力。在此送上最美的祝福！

Marc Wortmann
国际阿尔茨海默病协会执行董事

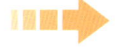

有幸为广大读者推荐《聪明的照护者》一书，我感到非常高兴。这本内容独特、丰富、超值的中文图书得以出版，要感谢记忆健康360工程洪立女士和ADC王华丽教授的不懈努力。你们眼之所望、心之所系，不但为中国的痴呆家庭、患者亲属、护工，更为专业人员、社区工作者和养老院做出了贡献。祝贺你们！

《聪明的照护者》一书提供了非常有用的知识，广大读者可以了解到痴呆的疾病进程，消除迷信，促进早期准确诊断，改善患者的生活质量，提升患者的尊严，同时也有助于减轻压力，保护家庭照护者的健康。

衷心祝福痴呆患者家庭、专业人员和相关工作者，希望您能从这本书中获益！

Robert Yeoh, AM
澳大利亚勋章获得者
国际阿尔茨海默病协会理事
澳大利亚阿尔茨海默协会前主席

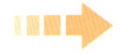

图文并茂，寓教于乐。一本痴呆家庭照护教练书，凝集着作者对老年痴呆患者及其家庭深深的关爱之情。通过一个个鲜活的案例，教给读者如何照料痴呆老人，如何使痴呆老人的家庭与我们同享生活之美好。愿更多的老年痴呆患者及其家庭从此书中获益！愿全社会都向他们伸出援助之手！

王鲁宁
主任医师，教授
中国老年保健协会老年痴呆及相关疾病专业委员会(ADC)主任委员

当老人将一生辛辛苦苦奋斗获得的知识和本领在不知不觉中丧失殆尽、不翼而飞，又退回到那呱呱坠地、懵懂无知的婴幼儿时期；当老人那炯炯有神的目光变得迷茫，直至失去自我；当老人的家人由恐惧、不知所措，变得疲惫不堪、无望；他们求助！他们渴求有关疾病的知识、护理的方法、应对的技巧，他们希望有人出来教，他们愿意自己练！

有着悲天悯人情怀的医者站出来了，有着亲身经历的照护者站出来了。两个奋发有为的年轻人，将一本既实用又简单易学、有国际知识和自己亲身经验的教练书奉献给所需要的人。她们不能让痴呆老人和他们的家人孤军奋战。让大家一起与痴呆共舞，让痴呆老人保有生命的品质和最后的尊严！

王荫华

主任医师，教授

中国老年保健协会老年痴呆及相关疾病专业委员会(ADC)名誉主任委员

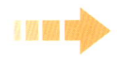

我非常认真地读完了这本书，被作者对痴呆家庭的殷殷爱意和良苦用心所深深感动。这是一本照料痴呆患者的教练书，作者以浅显易懂的文字流畅地写出来，字里行间透出温馨之情，内容丰富、具体周详，可操作性很强，是一本一看就懂、一练就会的痴呆家庭照护好教材。相信本书将会对我们的痴呆家庭照护者给予很大的支持和帮助,为之缓解压力和困惑,减轻焦虑和无奈的心情;最终最大获益者将是我们的痴呆患者。看看这本书吧!

舒 良

主任医师,教授

北京大学精神卫生研究所

北京大学第六医院

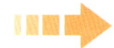

美国前总统里根和英国前首相撒切尔夫人患痴呆的消息,极大地推动人类对痴呆的认识。虽然发达国家对痴呆研究予以大量投入并取得可喜成绩,但是痴呆在目前仍然是"不治之症"。现有的治疗痴呆药物在早期应用能改善部分病人的生活质量,但对中晚期病人更重要的还是家庭的尽心照顾。一个充满爱心的家庭,需要学习如何科学地照顾病人,而本书提供了科学而又实用的照顾方法,值得一读。通过科学照料,痴呆病人同样可享受幸福的晚年。

盛树力

研究员/北京宣武医院

中国药理学会抗衰老和老年性痴呆专业委员会名誉主任委员

记忆健康360工程专家顾问委员会终身名誉主任委员

当前，人们对老年痴呆的认识还很不足，很多家庭、养老服务机构还在为痴呆老人的生活护理而烦恼。当我听到洪立、华丽计划编写关于痴呆照护的科普书，感到很欣慰，因为我了解华丽的学识和经验，了解洪立的文字功底和热情执着，她们是写这本书的最佳搭档。

没想到，仅仅三个月的时间，我看到了《聪明的照护者》的终版，更感到兴奋的是，这本书从实例开始娓娓道来，吸引每一位读者；所有专业术语都用最简单易懂的语言精准地描述出来，字里行间浸透着她们的爱、她们的知识与智慧。真是太好了！

赵良羚
中国资深养老机构管理专家
记忆健康360工程专家顾问委员
中国老年学学会老年心理专业委员会委员

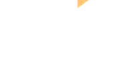

在我第一次接触老年人心灵陪伴志愿项目时，工作人员问我：如果老人不理会你，如果老人每次都唠叨同样的话，如果老人每次见你又每次忘记你，如果老人可能会随时离开人世，你还愿意做这样的志愿者么？洪立姐姐和王医生的书，替我解答了这些问题。每一个老人都是一个宝藏，每一个老人都值得用心珍惜。

葛磊
国际青年成就志愿者、美新路基金志愿者、中国青基会志愿者

一本有爱心的痴呆照护书

在即将颁行的我国"'十二五'卫生规划"中,有关卫生事业发展的衡量指标之一,是在"十二五"期间,我国人口平均预期寿命提高1岁。如果这一指标届时能够达到,就意味着我国将会有更多的65岁以上的老年人口,以及75岁以上的"老老年"人口。同时,在老年期痴呆的危险因素没有很好控制、缺乏有效治疗方法的情况下,我们已经占到世界绝对人数第一的老年痴呆群体将会进一步扩大。

遗憾的是,迄今为止,可以获得的用于治疗、康复的老年期痴呆的医疗资源十分有限。据不完全统计,可以收治老年期痴呆的精神科床位全国仅有近三千张;而能够接受老年痴呆患者的养老机构更是寥寥无几。这就是说,我国现有的近千万老年痴呆患者绝大多数都是由家属照料的,其中多一半由其同样年老的老伴照料,其余由子女或其他亲属照料。

痴呆是与年老密切相关的神经退行性疾病,往往起病隐匿,病程迁延,临床表现随着病情进展而变化,生活功能逐渐丧失。在漫长的病程中，及早发现患者的异常，带患者早期就诊，配合医生执行治疗方案，观察病情，为医生调整药物提供信息，照护患者的生活，处理患者财产、法律方面的事务，这一切都需要照护者的付出。

在多年的行医过程中，我深深体会到一个痴呆患者的照护者需要付出的巨大劳动；同时，也相信这不单需要体力和精力，也需要掌握一定的知识和技巧。十年来，在北京大学第六医院的记忆障碍中心，每个月都会组织痴呆患者家属的联谊会，其目的就是为照护者提供相关的知识和技能，同时为他们提供情感上的支持。

然而，能够从我们的联谊会中获益的家属们毕竟是少数。十分感谢记忆健康360工程的洪立老师，联合我院记忆中心的骨干王华丽大夫，为广大的痴呆患者家属提供了这样一本教练书。

这是一本用心编辑的好书。它不单精心选取了最权威、最新的有关痴呆诊疗照护的信息，而且很细致地穿插进医生和照护者讲述的真实个案，以增加内容的可读性，让其更加贴近生活。

更为重要的是这是一本充满了爱心的书。医学科普类书籍中，能让我们在字里行间中感受到作者拳拳爱心的并不多见。那份对患者的怜惜，对照护者的体恤，在不经意间都有流露。我想作者苦心传达的这份感情，读者一定能够体会得到。

我愿意推荐这部书。它对于广大的痴呆患者的照护者群体无疑是雪中送炭。我更希望有更多的社会资源能够投入到痴呆的防治当中。

于 欣

中华医学会精神医学分会主任委员

WHO/北京精神卫生研究与培训协作中心主任

中国老年保健协会老年痴呆及相关疾病专业委员会(ADC)常务副主任委员

缘起

我第一次看到"阿尔茨海默病"这个词是在1994年。那一年,美国前总统里根用一封亲笔信,向全美人民公布了自己已被诊断出阿尔茨海默病的消息。里根说,他和夫人南希之所以愿意把私人病情公 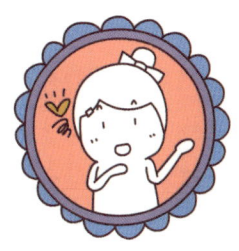 开,是希望能够让更多的人民了解这一大脑疾病,鼓励他们接受检查,在疾病早期获得治疗。这位年迈而且罹患疾病的老人,用生命的最后一段旅程,唤起了全美甚至全球对阿尔茨海默病的高度关注。

那时候我怎么都没有想到,有一天,我们这个大家族的生活,也会遭受老年痴呆的洗礼。

1998年,我生活在上海的外婆开始出现一系列的记忆问题。她记不清自己的岁数,经常丢三落四,原本做得很熟练的事情也慢慢做不好了,有时还会虚构出来根本没有发生过的事情。当时大家都觉得老人家年纪大犯糊涂是正常的,甚至觉得外婆异想天开的言谈话语很有趣,有时还会和她逗,谁都不知道这其实是痴呆悄悄靠近了。

5年以后,外婆在做身体检查时发现了严重的脑萎缩,她被确诊为阿尔茨海默病。那时,她已经认不得她亲手带大、一直疼爱的孙辈。我的小姨和小姨父义无反顾地承担起照顾外婆的责任。他们和全世界数千万的痴呆家庭照护者一样,坚强面对疾病的挑战并与之抗争。因为有了他们的悉心照料,外婆的晚年保持了很好的生活品质。

应该承认的是,在外婆患病期间,我们对痴呆、以及对如何照顾痴呆病人了解得并不多。2007年外婆过世了,家里人在一起聚会的时候,小姨和小姨父还会时常说起,刚开始真的不知道姆妈得的是痴呆,以为她故意捣糨糊,所以有时我们会笑她糊涂,老是去和她讲道理甚至争论;现在想起她在那段时间的迷糊、无助和窘迫,心里都很痛。如果我们早一点懂得这种病该多好,也就会更顺着她,让她活得更开心些。

那一刻,我明白,照顾痴呆亲人的经历,是所有家庭照护者永远铭刻在心底的生命烙印。

2006年,我进入医疗保健行业工作,2009年开始专攻阿尔茨海默病。很多人尽一份力量投入痴呆防治工作中来,往往缘起于一个简单的心愿——他们深爱的长辈被这种疾病夺走了记忆、健康甚至生命,于是他们决心不让自己和更多的人再承受同样的痛苦。我也不例外。外婆已经因为阿尔茨海默病过世了,可是全球像她一样遭受痴呆折磨的患者还有几千万,而被痴呆影响的人群,更是上面数字的好几倍,因为这些人的生活都与痴呆患者休戚相关。

所以,该是我们行动起来的时候了。

医学已经证明,人活得越久,罹患痴呆的机会就越大。痴呆也分很多种,其中发病率最高、最致命的一种就是阿尔茨海默病，目前医学上还没有找到治愈或逆转它的办法。正因如此，提高痴呆患者的照护水平，改善患者和家庭成员的生活品质，就成了应对这一致命疾病的主要任务。

在过去的二十多年间，发达国家的医护专家和社会工作者在痴呆家庭照护方面做了很多扎实的研究，并逐渐形成科学而系统的照护方法。当我大量翻阅这些英文资料的时候，脑子里总是闪现外婆憨笑的影子和小姨父的话——

"如果我们早一点懂得这种病该多好！"

就这样，我萌生了写一本家庭痴呆照护科普书的想法。

与此同时，中国的医学专家也在痴呆诊断、治疗和护理领域进行着积极的探索和实践。我很幸运地邀请到北京大学第六医院负责老年记忆门诊的王华丽教授一起来合著这本书。她曾在哈佛大学医学院进修，拥有非常丰富的临床经验，也是国内不多见的以定期俱乐部形式为患者家庭提供心理支持的医学专家。她看上去很普通，可当她如数家珍地讲起身边一个个患者家庭的感人故事，整个人都有了不一样的光彩，让我看到一个医者悲天悯人的情怀。所以在这里，我首先要感谢她的帮助和支持，以及我们一起工作时她予以的肯定和默契的配合。谢谢华丽！

同时，我也要感谢美国国立卫生院阿尔茨海默病教育及推介中心、美国阿尔茨海默协会和澳大利亚阿尔茨海默协会。这些政府和非政府组织在过去的20年间和公众慷慨分享了关于痴呆的疾病知识和照护技能，我们的教练书也从中吸取了很多营养。所以，感谢！

另外，我要感谢盛树力教授、张振馨教授、王鲁宁教授、田金洲教授、马永兴教授、赵良羚老师、陶立群老师以及记忆健康360工程专家顾问委员会的其他成员。他们都是多年工作在痴呆防治第一线的科学家、医学家和社会学家，很长时间以来我们的工作一直得到他们的指导和鼓励。如果今天我们能有一点点成绩，那也是站在巨人的肩膀上。谢谢他们！

我还要特别感谢的是记忆健康360工程的工作伙伴和专业志愿者——燕青、雪莹、大胖、祝华、根美和落荼荼。这本书，以及我们多种多样的公共健康传播工具的问世，和他们大量细致扎实的基础工作和灵巧的创意分不开。我们在传递健康讯息的同时也分享着友谊和快乐。他们让我相信，就算是一块砖，也能有所作为；我们每个人再普通，也有提升他人生命品质的力量。所以，谢谢他们！

现在，这本痴呆照护教练书，已经呈现在您的面前。

它是献给您、献给中国的痴呆患者、以及所有勇敢承担起责任的家庭照护者的。痴呆可以带走一个人的记忆、思考和行为能力，但是不会摧毁我们对生活、对亲人的热爱。

那是我们心中最强大的力量。

洪 立

于本书出版前

与患者家庭一起成长

1994年,我刚当精神科住院医师不久,曾遇到过一位女患者,她并不算老,只有50岁开外。每天我们查房,或者病房有外宾来访时,她都跟在大家身后,反复说"我在燕京啤酒厂工作,你们要是想喝啤酒,我带你们去",却浑然不顾他人的态度和反应。那时,我们很困惑,为什么她年纪轻轻就这样?这以后的日子可怎么过?

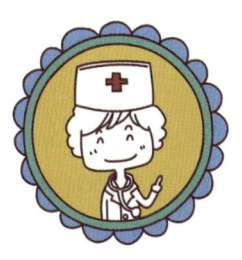

没想到,将近二十年的工作下来,这样的患者我已经再熟悉不过了。多年的临床工作、和患者及其家人在一起的宝贵经历让我成长。我们已经逐渐了解,痴呆虽然是可以致命的脑部退行性疾病,但是早期诊断和治疗并结合正确的照护,可以让患者拥有很高的生活质量。她们依然可以爬山、可以游戏、可以唱歌、可以画画。很多家庭给了我们很多经验,很多启发。

几年前,我就有想法和我们医院记忆中心的同事写一本关于提高痴呆照护技巧的工具书,她们也曾整理过不少文字,但终因疏懒而弃之。此次,应洪立之邀,共著痴呆照护教练书,让我有机会再一次提笔,将多年来和许许多多家庭一起与痴呆共舞的经历与大家分享。

这一次著书,我们会从家庭实用的角度出发,一改专业书籍严肃的容貌,换之以生动的案例,配以活泼的漫画,让它成为一本痴呆家庭必备的简单易学的工具书。我们可以从故事中感受疾病带来的痛苦,更可以感受家庭和亲人间的温暖和希望。我们要向各位读者展示,痴呆其实并不可怕,只要我们直面疾病,行动起来,患者的生活将是美好的,他们的家庭也将留下幸福的回忆。

就在我们埋头立项的那段时间,门诊的一位老人给了我莫大的鞭策。老妈妈80多岁,重度痴呆,她的女儿曾经独自来咨询。经过细致的交流和沟通,女儿长期以来的照护技巧得到了鼓励,回家后她告诉妈妈:"今天遇到了一位好大夫。"就这样一句话,却被平时什么事情转眼就忘的老妈妈记住了。一周以后,女儿带妈妈来门诊,老妈妈非常高兴地换上了好衣服,临出门却没忘从阳台上拿了两个小葫芦揣在口袋里,小葫芦是女儿从朋友家拿来准备给小外孙作玩具的。女儿很纳闷,问她:"您拿葫芦干啥?"老妈妈说:"大夫好,我得送她点东西!"

听到这些,我很感动,感动的是老妈妈的那份真情,感动的是老妈妈的那份可爱!我拿什么来感谢她们呢?信息、知识、行动!

这就是您眼前的这本家庭痴呆照护教练书。它将带给您疾病知识,它将为您讲述照护技巧,它将鼓励您从这一刻开始行动起来!

我要感谢我的每一位患者和她们的家人,是她们的勇敢让我有机会了解她们的生活故事,是她们的执著让我有信心继续为她们服务,是她们的信任让我有勇气不断向前探索。

我要由衷感谢恩师舒良教授。11年前是老师的鼓励和支持让我们成功地组织起痴呆医患联谊会,工作一直持续至今。

我要特别感谢北京大学第六医院院长于欣教授。住院医师期间,他是我的上级医师;主治医师期间,他给我很多的督导和锻炼机会;回国后,他尽全力支持我们记忆中心各项工作的发展;获悉洪立和我正在著书,他给了很多建议。他是一位良师,一位益友,更是一位指路人!

另外,我还要特别感谢我的同事——北京大学第六医院记忆中心的马莉主任、林凯主任、李霞护士长、王慕兰护士长、李涛大夫、付艺大夫、孙新宇大夫、姚红萍老师、安瑞老师、赵学英老师、李微老师,以及团队中的各位研究生,是她们的支持保证了记忆中心患者随访和照护者支持团体工作的顺利开展,为本书积累了丰富的案例素材。

我也要衷心感谢中国老年保健协会老年痴呆及相关疾病专业委员会(Alzheimer's Disease Chinese,ADC)的主席王鲁宁教授、名誉主席王荫华教授、常务副主席于欣教授、秘书长解恒革教授。他们时刻倡导"行动改变未来",他们一直默默支持这本教练书的编写。

我也要衷心感谢国际阿尔茨海默病协会(Alzheimer's Disease International, ADI)执行董事Marc Wortmann先生,感谢他对ADC工作给予的支持,感谢他为此次ADC与记忆健康360工程的合作给予的鼓励,感谢他为本书作序。

最后,我要深深地感谢我的合著者——洪立,是她的邀请让我有机会参与这么有意义的工作。初次结识如见故人，她的热情、诚挚让我深深感动。从立项到出版不足半年时间，感谢她在书稿的编排、设计、出版等工作中所付出的辛勤汗水，感谢她一次一次的电话催稿，感谢她一封一封的电子邮件，感谢她一条一条的短信提醒……

终于，我们的教练书要问世了！

它将献给我们所有的患者和家人，献给全国痴呆防治队伍。每个人都会渐渐老去，但我们希望，每个人在老去的时候，都能保有生命中最美好的记忆，保有生命的品质和尊严！

感谢！

王华丽

于本书出版前

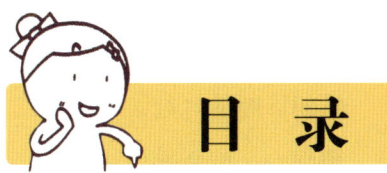

目　录

教练书使用指南 1

教练书使用指南 3

什么是痴呆？ 3

什么是阿尔茨海默病？ 4

痴呆？失智症？脑退化症？ 7

对患者的称呼 9

分阶段的照护训练 9

家庭护理员的自我照顾 11

教练书，有教也有练 12

资源指南 12

早期痴呆患者照护训练 15

痴呆悄悄来了 17
认识您的对手：痴呆早期 26
带亲人就诊 31
  早期诊断的好处 31
  找到对的医院和医生 33
  就诊前的准备 34
  看医生的时候要注意什么 36
  医生可能进行的评估和检查项目 38

痴呆有药可治吗？ 51
吹响家庭集结号 55
  您不需要孤独地面对痴呆 55
  了解病程各阶段的照护需要 56
  照护责任的合理分担 57
  照护方式的选择 57
  医疗、财产和法律问题 61

您成为护理员了！ 64
  记忆丧失对生活的影响 64
  帮助她记忆 66
  改变和她的交流方式 69
  关心她还喜欢做什么、还能做什么 72

  安排每天的活动 76

  音乐和艺术活动 81

  给她一个舒适安全的家 82

  饮食和营养 87

 照顾好您自己！ 88

中期痴呆患者照护训练 91

了解您的对手！ 93

  痴呆的中期阶段 93

  记忆丧失愈发严重 93

  您可以看到的其他变化 95

  中期阶段的衰退也是渐进的 96

再次吹响集结号！ 99

  家庭——痴呆照护的第一资源 101

  好朋友的支持也很重要 103

调整和她的交流方式 105

  请记得，她的沟通能力会继续下降 105

  沟通技巧 107

  与痴呆患者的沟通戒律 109

  和有听力问题的痴呆患者交流 111

  和有视觉障碍的患者交流 113

日常照护 ... 115

日常照护技巧 ... 115

每日生活计划 ... 118

帮助她穿合适的衣服 ... 122

刷牙和口腔保健 ... 123

梳妆打扮 ... 125

吃饭 ... 126

散步 ... 127

洗澡 ... 127

大小便管理 ... 132

睡眠问题 ... 137

应对问题行为 ... 140

应对重复行为 ... 146

应对错认 ... 148

应对激越行为 ... 150

应对攻击行为 ... 153

应对幻觉 ... 158

应对跟脚行为 ... 159

应对猜疑行为 ... 162

应对游荡和走失 ... 166

应对不恰当的行为 ... 171

应对痴呆患者的抑郁问题……174

　　小结：顺势而为，从容面对……177

怎样挑选养老机构……184

　　挑选的第一步：电话筛选……184

　　参观养老机构……186

　　您的持续支持……188

迎接下一个阶段的来临……190

晚期痴呆患者照护训练……191

了解您的对手——痴呆晚期阶段……193

痴呆晚期照护……195

　　继续给她您的关爱……195

　　最后的集结……196

　　最后的照护——安全和舒适……197

照护者生存法则……203

照护者面临的挑战……205

缓解照护压力……208

　　家庭照护者的压力……208

　　做一个健康的照护者……210

维持美好的家庭关系……214

　　亲密关系……214

亲情和友谊..216
　　与孩子们的交流..217

后记：希望就在不远的地方 222

医疗资源指南 227

网站资源 235

教练书使用指南

- 什么是痴呆
- 什么是阿尔茨海默病
- 痴呆？失智症？脑退化症？
- 对患者的称呼
- 分阶段的照护训练
- 家庭护理员的自我照顾
- 教练书，有教也有练
- 资源指南

教练书使用指南

为了方便您阅读和理解这本教练书,我们先花一点点时间,告诉您书中经常提到的一些名词或者称谓的定义,还有如何更好地使用这本教练书。

什么是痴呆?

很多朋友觉得,痴呆就是一种疾病。

事实上,对痴呆准确的理解应该是:痴呆是由不同病因引起、以记忆和认知功能损害为特征的一系列综合征,其损害的程度足以影响患者的工作和生活能力。

导致痴呆的原因有很多,有的是因为神经退行性病变,有的是因为脑血管病变,还有的是因为脑外伤、肿瘤、感染、营养代谢等多种问题。

医学界把痴呆划分为多种类型,阿尔茨海默病是最常见的痴呆类型。其他痴呆的类型有血管性痴呆、路易体痴呆、额颞叶痴呆,还有帕金森病痴呆等等。

虽然痴呆的发病原因不同,但是典型的痴呆症状主要表现在三个方面:

1. 患者的认知功能下降,包括记忆力、计算能力、判断力、注意力、语言理解和表达能力、思考能力和执行能力等的减退;
2. 患者出现行为问题,比如抑郁、幻觉、妄想、失眠、游荡、攻击和随地大小便等;
3. 患者的工作和生活能力下降,严重影响其日常生活和社会功能。患者逐渐需要他人照料,直到生活完全不能自理。

您了解到这些就会明白,引起痴呆的病因是不同的。如果您身边的亲人出现严重的记忆问题,一定要去专业的医疗机构找富有经验的医师进行鉴别诊断。只有准确发现引起痴呆症状的病因,才能进行有针对性的治疗。

> 痴呆不是单一的一种疾病,而是一组综合征!
> 痴呆是由不同疾病引起的!

什么是阿尔茨海默病?

阿尔茨海默病是导致痴呆的最主要病因,占所有痴呆的60%以上,在中国也被称作老年性痴呆。

这种疾病由德国精神科医师阿尔茨海默于1906年首先发现。那一年在德国的一次精神病学会议上,阿尔茨海默医生公布了一位51岁已婚妇女奥葛斯特·蒂的病历。奥葛斯特有严重的记忆障碍,毫无根据地怀疑丈夫的忠诚,讲话困难并且很难理解别人对她说的话。她的症状迅速恶化,短短几年就卧床不起，最后于1906年春天因为褥疮和肺炎导致的重度感染去世。

阿尔茨海默医生从来没有见过像奥葛斯特·蒂一样的患者。通过对奥葛斯特大脑的仔细研究，阿尔茨海默医生惊奇地发现，她的大脑皮质已经严重萎缩，而这里掌管着人的记忆、思考、判断和语言能力。在显微镜下，小血管里布满了脂肪沉积物，坏死的脑细胞和异常的沉积物充满了四周。

阿尔茨海默医生发表了他对奥葛斯特的研究结果，并于1907年被收录进了医学文献。1910年，这种疾病被医学界正式命名为阿尔茨海默病。

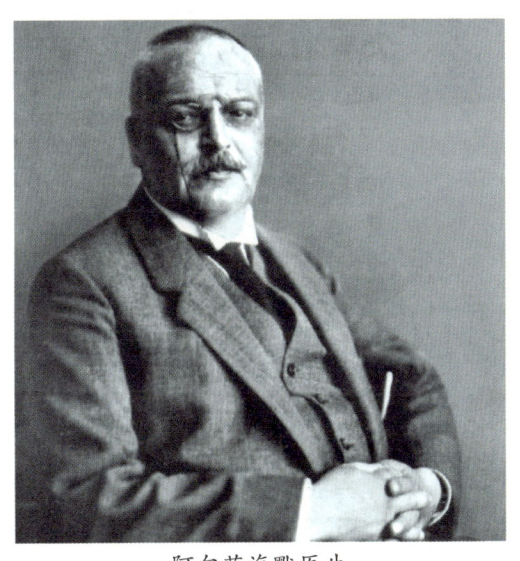

阿尔茨海默医生

一百多年以来，医学家们对阿尔茨海默病一直进行着不懈的研究，对这种疾病已经有了非常深刻的认识。今天，我们所了解的阿尔茨海默病是这样的：

- 阿尔茨海默病是致命的脑部神经退行性疾病。它破坏脑细胞，导致记忆、认知、思考和行为能力出现异常，严重影响人们的工作和生活，直到机体丧失功能。

- 由于神经元的变性，阿尔茨海默病患者的大脑会出现两种典型的病理性改变——β-淀粉样斑块和神经元纤维缠结。尽管多数人随着年龄增长也会有一些斑块和缠结，但阿尔茨海默病患者的表现尤为突出。同时，大量神经元的凋亡还会导致患者大脑广泛、弥漫性的萎缩。

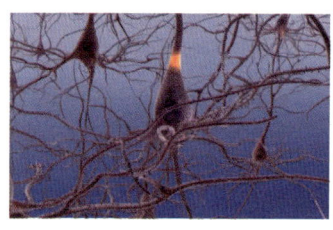 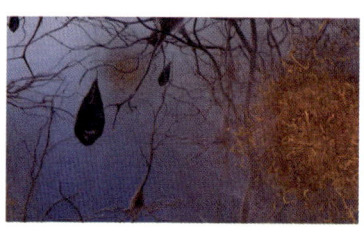

正常的神经网络　　　　被斑块和缠结破坏的神经网络

- 年龄增长是阿尔茨海默病的第一风险因素。来自美国的一份研究报告显示，老年人每增长5岁，罹患阿尔茨海默病的概率就增加1倍，85岁以上的老年人患病率达到惊人的48%。另外的风险因素包括遗传、基因突变、高血压、脑血管病、心脏病、糖尿病，以及生活方式、环境、脑外伤和药物影响等等。

- 到目前为止，阿尔茨海默病无法治愈。但是，针对症状进行相应治疗，结合正确的护理和支持，可以让阿尔茨海默病患者和他们的家庭成员生活得更好。

**阿尔茨海默病不是正常的老化
而是一种致命的大脑疾病！**

痴呆？失智症？脑退化症？

提到"痴呆"这个词，大家脑子里的第一反应可能就是患病的老人家糊涂懵懂的样子。所以，台湾的医务工作者和社会工作者已经把"痴呆症"正式改称为"失智症"。他们认为痴呆这个词负面意义太重、对长者不敬，所以经过多年的努力，终于用一个更平和的名词替代了痴呆。

2005年，日本把痴呆改称为"认知症"。2010年，香港也提议，把痴呆改称为"脑退化症"；2012年又提出以"认知障碍症"来取代"痴呆"。

在开始写这本书的时候，我们曾经热烈讨论是不是也要找一个词来替代痴呆。我们甚至想，干脆采用国际惯例，用阿尔茨海默病来统称痴呆。因为阿尔茨海默病是发病率最高、最致命、治疗和护理挑战最大的痴呆类型，在英文里，阿尔茨海默(Alzheimer)已经成为痴呆的代名词，很多国家的痴呆协会都叫做阿尔茨海默协会(Alzheimer's Association)，为痴呆患者提供的照护服务也都叫作阿尔茨海默照护(Alzheimer's Care)。

> 阿尔茨海默病——有点绕口对吧？
> 那就多念几遍吧！阿尔茨海默！阿尔茨海默！

不过，我们身边的一位志愿者启发了我们。这个外号叫大胖的年轻人两岁时得了小儿麻痹症，至今需要坐轮椅；但就是这个聪明乐观的男孩子，和我们一起做出了很棒的痴呆知识网站。大胖说，有一次他和一位好朋友通电话，那个女孩子的妈妈最近出现了严重的记忆问题，女孩子很着急，问大胖有没有好的营养品可以治疗痴呆。大胖建议她带妈妈去医院做彻底的检查，然后再定夺如何治疗。结果女孩子低声说家里人都不愿意去医院，怕真的确诊是痴呆，全家人心理上都接受不了。

大胖说："那时候我终于知道是有病耻感这回事儿的。人们不肯面对痴呆，丧失治疗的机会，这是多么大的悲哀！我真的希望有一天，人民会像接受感冒一样接受痴呆。我希望我有生之年看得到。我还很小噢！"

是的，人们不愿意面对"痴呆"这个词，是因为在过去，它带来的是对这类疾病的深深恐惧，带来的是患者痴痴傻傻、生活不能自理的刻板印象。如果对疾病的认知和观念不改变，那就算改成"失智症"或"脑退化症"又能如何呢？最终人们还是会说，唉，那不就是痴呆嘛！

大家不害怕感冒，是因为都知道感冒是可以治疗的。

我们不害怕痴呆，是因为已经积累了大量关于痴呆的知识和应对方法。

那些积极参加患者家属俱乐部活动的叔叔阿姨也不再害怕痴呆，因为他们深知疾病也是生命的一部分。因为对亲人的爱，他们坦然接受了命运的挑战，积极学习照护方法，让亲人生活得更好些。所以他们从来不忌讳说自己是痴呆病人的家属。他们会很骄傲地说，我可是我老伴儿的第一护理员！

所以，我们不再费心思找什么其他名词来替代"痴呆"。疾病这东西，不在于您管它叫什么，而在于您怎样正确地认识它。我们希望这本教练书能还原痴呆的全貌——是的，到了疾病的晚期，患病的老人家的确会变得终日痴痴傻傻，不认得家人,大小便失禁,甚至卧床不起;但是在疾病的早期和中期,通过持续的治疗和精心的照护,痴呆病人依然可以生活得很好;就算到了晚期,他们也依然能感知自己所得到的关爱并予以回应,这对家庭照护者来说是多么大的安慰!

正如大胖所盼望的,我们相信,总有一天,人们会象接受感冒一样接受痴呆,这样千万个家庭不会再有遗憾。我们希望有生之年可以看得到。我们还很年轻噢!

> 我们相信,人们会象接受感冒一样接受痴呆
> 千万个家庭不再有遗憾!

对患者的称呼

在阅读本书中的实用照护方法时您会发现,我们经常用"她",来代表您要照顾的病人。当然,您患病的亲人可能是男性,不过从总体看,患有痴呆的女性要比男性多一些。如果我们写的时候,一会儿用"他",一会儿用"她",您看的时候可能就会被弄糊涂啦。

分阶段的照护训练

照顾患有痴呆的亲人,仿佛是一场和疾病进行的漫长而艰辛的马拉松比赛,您将挑战身体和心理的极限。充分的赛前准备是挑战对手的关键,而充分了解痴呆在不同阶段的特点以及相应的照护方法,将帮助您做好未来数年甚至十数年的准备。

这本教练书，将按照阿尔茨海默病的发展进程，提供在疾病早期、中期和晚期的照护策略和方法。之所以围绕阿尔茨海默病来规划，主要因为它是痴呆最主要的类型，病程长，照护难度大。

1. 早期阶段，也就是疾病的轻度状态

阿尔茨海默病的早期阶段可能会延续2~4年、甚至更长的时间。在这个阶段，很多人以为记性越来越坏是自然衰老的一部分，而没有想到这可能是疾病引起的，应该去医院看医生。其实，疾病的早期也是最佳的治疗阶段，因为有经验的医生可以鉴别出来您的亲人发生记忆衰退的原因，而且可以根据每个病人的情况提供治疗和干预的方案，延缓疾病恶化。

2. 中期阶段，也就是疾病的中度状态

阿尔茨海默病的中期阶段可能会延续2~10年的时间。在这个阶段，患者会出现比较严重的记忆混乱和丧失，语言表达和理解更加困难，有时会无法辨认亲人和朋友，身体的协调能力也在下降，还会出现一些异常的行为问题，比如易怒、多疑、重复、幻觉、攻击、迷路等等。这些行为问题会给照护工作带来极大挑战。这个阶段的患者已经需要有人随时陪伴和照顾。

3. 晚期阶段，也就是疾病的重度状态

阿尔茨海默病的晚期阶段可能延续1~3年的时间。这个阶段的患者已经完全失去自理的能力，她生活的各个方面都需要您的帮助和照顾。

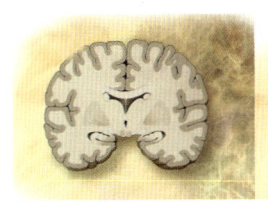 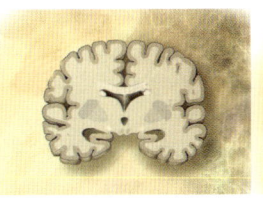 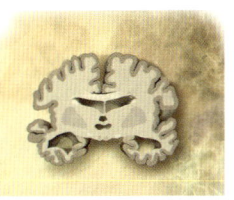

不同阶段患者的脑部萎缩图

为了方便您的阅读，我们在各个阶段会采用不同色彩的索引，以便您能够快速翻阅和查找到您最关心的内容。

不过，虽然我们根据早期、中期和晚期阶段来提供照护训练，但我们希望您能了解，每一位痴呆患者都是独特的，每一个家庭在照顾老人的时候，可以在任何一个阶段发挥各自的主动性和创造力，调集各种资源，让您和患病的亲人过好每一天，让这段不离不弃、互助互爱的岁月成为生命中最珍贵的记忆。

家庭护理员的自我照顾

很多人在决定照顾家里的痴呆患者时，对即将面临的身心疲惫、个人时间精力的牺牲以及过山车一般的情感起伏是没有足够心理准备的。在少则几年、多则十几年的照护患者的过程中，您将经历很多复杂的感受——欢乐与悲伤，安慰与失落，成就与挫败，希望和恐惧。

做一个健康的家庭护理员，是让您的亲人得到良好照料的基本保障。所以这本教练书也为您提供生存法则，帮助您更好地应对压力，在照顾患病亲人的时候也好好照顾自己，从容面对疾病的各种挑战。

教练书，有教也有练

这本教练书是专为痴呆家庭照护者而写的。照护知识很重要，但更重要的是您在家里的亲身实践，以及和患病亲人的良好互动。

在这本书里，我们会和您分享很多患者家庭的小故事。这些故事中，有的是我们的亲身经历——比如洪立外婆的故事，比如华丽所结识的患者的故事；有的是我们在日常工作中接触或搜集来的真实故事。如果您在照护过程中遇到难题，可以看看别的家庭是怎么做的，是不是能给您一些启发。不过呢，为了保护患者和家庭的隐私，我们在这本书里会隐去他们的真实姓名。

这本教练书，还会提供给您一些简单实用的工具，比如简易认知能力测试、生活能力评估表、去医院就诊的问题清单、日常活动清单等等。

我们希望这些工具能帮助您定期观察和评估患病亲人的病程发展动态。您还可以随时记录您的照护心得。通过阅读和实践，您会逐渐对自己充满信心，相信自己能为患病的亲人提供最温暖最贴心的照护。

资源指南

在这本教练书的最后，我们为您提供全国开设记忆障碍门诊的主要医院列表。这些医院可以帮助痴呆患者得到全面的检查、诊断和治疗服务。

另外,我们也列出了提供痴呆疾病及照护知识的主要网址。当您需要的时候,可以登录这些网站来寻求帮助。

好啦,现在,您已经站到和痴呆比赛的马拉松起跑线上。不要放弃,因为世界上有几千万、甚至上亿的选手在陪着您一起奔跑。我们也在您的身边,陪着您一起奔跑。

您并不是独自一人在和痴呆作战。

加油!

早期痴呆患者照护训练

- 痴呆悄悄来了!

- 认识您的对手:痴呆早期

- 带亲人就诊

- 痴呆有药可治吗?

- 吹响家庭集结号

- 您成为护理员了!

- 照顾好您自己

痴呆悄悄来了

阿尔茨海默病是一种慢性的大脑退行性疾病。它像一个狡猾的敌人，悄悄潜伏进人的大脑。对很多患者来说，在出现明显症状之前的10～20年，脑部的退化就已经开始了——大脑中已经出现有毒的蛋白质，大脑皮质的部分区域随着神经细胞的死亡而开始萎缩，人的学习、记忆和思考能力也受到影响。

虽然记忆退化是阿尔茨海默病的第一迹象，可是，就算是正常人也会有忘事儿的时候，所以阿尔茨海默病在早期并不容易被察觉。不过，阿尔茨海默病会导致很经常的"忘事儿"。所以只要家有老人，您就要学会如何寻找疾病的蛛丝马迹。

医学家们通过多年的研究，总结出来阿尔茨海默病的十大警示征兆。如果您发现自己或亲人的记忆下降已经有其中的一些征兆，请千万不要忽视它，要尽快找医生作检查以确认病因。如果是阿尔茨海默病，疾病早期是最好的治疗和干预阶段。

1. 记忆力下降，影响日常工作和生活

阿尔茨海默病患者特别容易忘记最近发生的事儿，而且之后怎么也想不起来。她可能重复问一个问题，可是记不起答

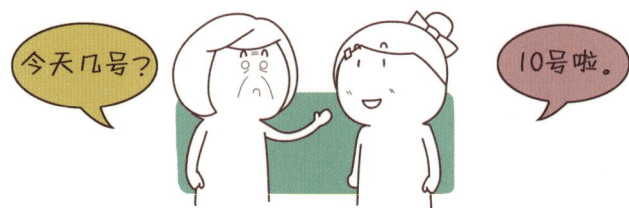
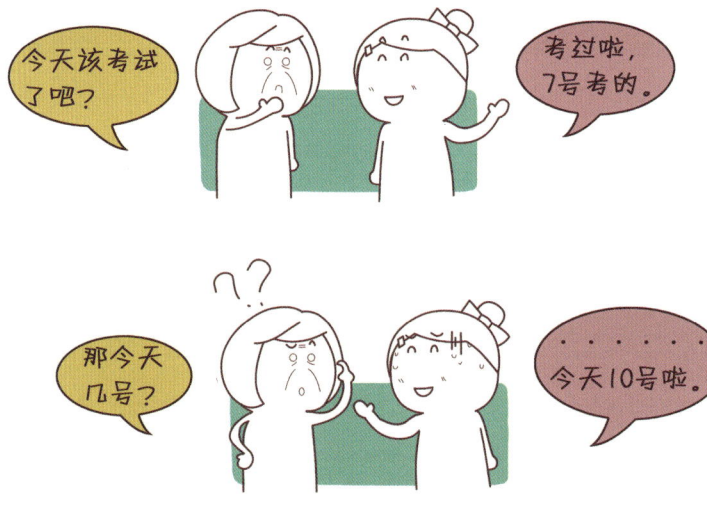
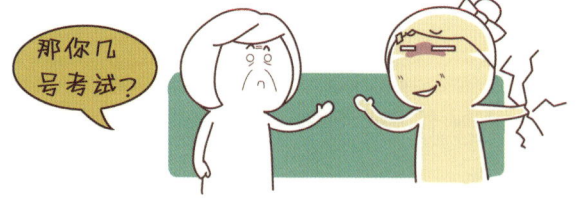

案,甚至忘了自己其实已经问了您好多遍。

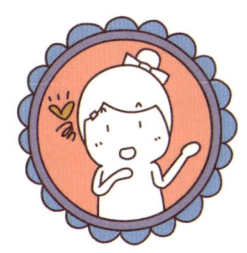

何叔叔是一位在大学教艺术课的教授。他一连三堂课讲的都是同样的内容。第一次重复讲课的时候,他的学生以为老师是在强调这堂课的重要所以又讲了一遍;但到第二次重复讲课的时候,学生们意识到不对劲了,赶紧告诉了师母。何叔叔就这样被诊断出来罹患阿尔茨海默病。

早期患者最容易遗忘的是最近发生的事儿,就是说被损伤的是近期的记忆。她记不住新认得的朋友,忘记和老朋友的聚会,看书、读报的时候脑子和短路了一样。不过,这个阶段她的远期记忆还保留得不错,所以有的时候她会讲述很多年前发生的事情,来掩饰自己的记忆问题。

> 早期患者丧失的是近期记忆,而不是远期记忆!

2. 做先前熟悉的事情有困难

早期的阿尔茨海默病现在需要更多的时间去做以前能轻松熟练完成的事情,或者,甚至干脆忘了怎么做。

我小时候在上海最喜欢过年,因为外婆会做几天几夜也吃不完的各种菜肴。每次我都会馋馋地呆在外婆身旁看着她做饭,那真的是一种享受。很多年以后,我回上海看望她,她总是拉着我的手问,要吃什么东西,外婆来给你烧。

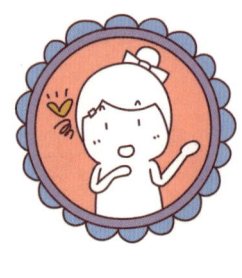

可是,外婆烧的菜已经不好吃了,不是火候不对,就是调味品放错。等她几年后被诊断出阿尔茨海默病,我们终于明白,在她已经不会和过去一样做出好吃的饭菜时,痴呆就已经来了。

3. 语言表达有困难

我们虽然有的时候也会想不起来某个字眼,不过,阿尔茨海默病患者会更经常地想不出某个词语应该如何说,哪怕是很简单的用词。

在疾病的初期,她会意识到自己有交流上的问题,有时候还会努力克服困难,用其他方式替代她想要说的那个词儿。比如她想不起来"冰箱"怎么说,可能就会说"放吃的东西的地方"。

尹叔叔旅居法国二十多年,曾经是个很棒的法语同声翻译。不过阿尔茨海默病已经开始慢慢夺走了他的第二语言能力。尹叔叔说,当他和法国朋友交流,或者看电视台的法语节目时,他心里很明白对方讲的是法语,可是在他听来,那些法语单词就象断了线一

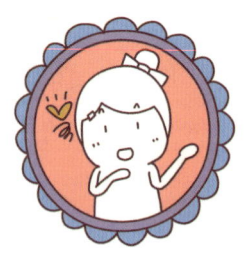

样，连不成完整的意思；而自己也只能蹦出一些法语单词，讲不出来句子了。

4. 失去对时间和空间的认知力

阿尔茨海默病患者常常搞不清今天是几月几号，坐公共汽车经常下错站，容易迷路。同样是刚才那位尹叔叔，每天驾车从公司回家要路过一个环岛。他经常在环岛转了一圈又一圈，想不起来回家的路到底应该往哪个方向开。

5. 判断力、警觉性下降

如果您家里的老人花好多钱去买其实根本不值的东西，或者经常借钱给陌生人，那一定要警惕了。

患者的判断力和警觉性下降还会表现在吃不新鲜的食物，不注意自己的梳洗、清洁等个人卫生。她有时候会横冲直撞地过马路，因为她已经意识不到这其实是很危险的事情。

6. 抽象思维出现问题

很多我们认为理所应当的事物都是抽象的，比如时间、空间、数字、家人和朋友的关系，等等。

阿尔茨海默病患者在疾病的早期就会慢慢丧失抽象思维的能力。他们有的时候无法理解谈话中的抽象概念，他们对数字的计算能力也会下降。生活中常用的电器或设备，比如遥控器、烤箱、提款机，他们会因没有办法理解这些物品的使用说明而不知道怎么样来操作。

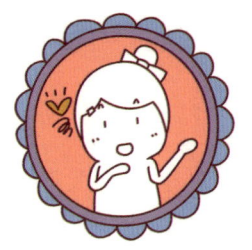

阿宇是父母最疼爱的小女儿,所以她和丈夫担当起照顾年迈父母的责任。阿宇的母亲长期理家,素有记账的习惯。和阿宇夫妇住在一起后,全家的衣食住行都由阿宇打理,不过父母花钱仍有自己的小自由,买些喜欢的零食、小玩意等。对于这类开销,阿宇的母亲仍然习惯地记账。

不过,已是阿尔茨海默病早期的母亲总是在记账的时候出错,一出错就说自己丢钱了,搞得全家很紧张,与母亲对账成了家常便饭。事实上,不是母亲故意记花账或找麻烦,她已经慢慢丧失了对数字的概念和计算的能力。

7. 丢三落四,找不回东西

我们都会有随意放东西而一时想不起来放在哪里的时候。不过阿尔茨海默病患者会把东西放在不恰当的地方,比如把眼镜藏在衣柜里,或者把手表放进冰箱。他们丢了东西但却没办法按正常的推理步骤找回来,所以有时候他们会说是别人窃取。这些会随着时间推移逐渐频繁地发生。

8. 出现异常行为

在疾病的早期,患者可能会出现和平常不一样的行为问题,比如拿了超市货架上的东西,却不知道这是要付钱的。

外婆有一次去离家不远的小菜场买菜，那时候她其实已经有一些痴呆早期症状了。她让菜贩挑了很多新鲜蔬菜，却没有意识到买菜是要付钱的，她身上也的确没有带钱。菜贩以为外婆存心找麻烦，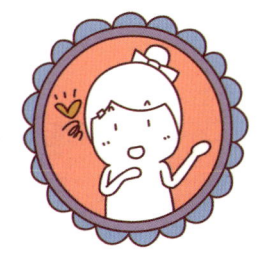开口便数落她，旁边一下子围了很多人看热闹。幸好这时候小姨父骑车路过，看到了外婆又紧张又无辜又委屈的样子，赶紧上前付钱，带外婆回家。

9. 情绪和个性的改变

我们每个人都会有情绪上的变化和起伏；随着年龄增长，性格也会有少许的改变。不过痴呆患者会发生情绪和个性的巨大改变。他们会变得迷惑、多疑、抑郁、惊惧或焦虑。无论在家、工作、和朋友在一起，还是身处一个他们感觉不太舒适的地方，他们都可能很容易变得心烦意乱。

10. 退出社交活动

如果家里的老人停止做她以前很喜欢做的事情，比如和老朋友聚会、玩麻将、在家里招待小辈或者外出旅游，那可能是因为她已经意识到自己出了问题，可能担心朋友或者亲人会发现她和以往的自己已经不一样了。

因为患者无法和过去一样顺利完成自己曾经很喜欢做的事情，所以会失去对这些活动的兴趣。因为记忆和沟通能力的改变，他们会逐渐远离自己的爱好、工作、运动或社交。

小测试 – 简易记忆力自测

自测题目	评分			
	1	2	3	4
1. 忘记把东西放在哪里				
2. 在以前常去的地方走错路或迷路				
3. 出门忘记带东西				
4. 昨天和前天告诉你的事情,需要别人提醒后才能想起来				
5. 遇到熟悉的人,常想不起对方的名字				
6. 忘记向别人转告重要的事情或交代不清				
7. 忘记自己重要的事情(如生日、结婚纪念日、居住地址等)				
8. 重复日常所做的事情(如刚梳过头又梳了一遍)				
9. 重复告诉别人刚讲过的事情,或重复问同一个问题				

评分方法

- 1分，从未发生或极少发生（1年只有几次）
- 2分，偶尔发生（1个月几次）
- 3分，较常发生（1周几次）
- 4分，经常发生（每天都有）

评价

- 9～12分，记忆很好，无须担心
- 13～19分，记忆力功能一般
- 20～25分，记忆力低下
- 26～36分，记忆很差，有必要找医生检查

认识您的对手：痴呆早期

痴呆的早期，也就是疾病的轻度阶段，可能延续2~4年，甚至更长的时间。在这个阶段，患者会失去某些记忆，并且不管如何努力也无法恢复这些记忆。他们的思维和讲话的方式会有所改变，个性也会变得和以往不一样。他们可能不记得最近发生的事情，不记得熟悉的人或事物的名字。他们可能不能解决简单的数学问题或平衡收支。他们也会慢慢失去计划、组织和执行的能力。

在这个时期，很多人以为记忆力下降和性格上的改变都是年纪大了的缘故，是正常衰老的一部分，却不知道这可能是早期痴呆的症状，需要找医生救治。就像我们身体的其它部位一样，大脑也会随着年龄而退化；然而，严重的记忆缺失和个性改变，以及其它妨碍大脑工作的变化并不是正常的老化。它们可能表明脑细胞已经开始失去工作的能力。

记忆丧失并不是正常衰老的一部分！

一部分人能够意识到这有可能是痴呆，但是因为对疾病的恐惧或羞耻感而不愿意面对，放弃去医院治疗的机会。这真是一种悲剧,因为痴呆的早期是最佳治疗时间段,医生可以开出药方,延缓疾病对大脑的损伤进度,延缓患者生活能力的衰退,让她能够生活得更舒适一些,还能减轻家庭的照护负担呢!

赵阿姨快80岁了,平时住在老人院。她有很广泛的兴趣爱好——会弹钢琴,会唱好听的歌,在老人院里很受大家欢迎。可就是在近一两年,赵阿姨发现自己的记性越来越差,新学的曲子没多久就忘了,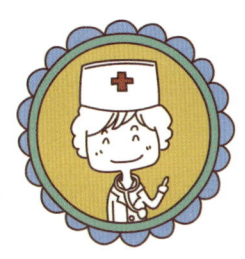人家刚刚跟她说过的话,转眼就想不起来了,而且自己常常找不到东西。赵阿姨意识到自己已经和以前不一样了,会不会是得痴呆了?

就这样,赵阿姨主动来到我们医院,请医生帮她检查。

赵阿姨给我的第一印象就是,她的自醒意识非常强。她在日常生活中很敏感地发现自己的能力出现了缺陷。而患者的自我警醒,对疾病早期诊断真的是太重要了。

我安排赵阿姨先做全面的检查和评估,包括神经心理测试,以及磁共振检查等等。各项结果出来后,确实不乐观——按照量表评测标准看,赵阿姨的智能在正常的界线分以下,大脑也出现了萎缩。显然,赵阿姨已经得了阿尔茨海默病。

但是对这样一个快80的老人,我担心这个结果对她打击太大,毕竟现在人们对痴呆的认知还是非常负面的。我更希望能积极地鼓励到她,而不是给她马上戴一个"痴呆"的帽子。所以我和赵阿姨约定,先不急着下结论,在未来的3个月里我们继续观察，看看这些症状是不是在发展。

于是接下来的3个月，赵阿姨会定期一个人来医院。这3个月的过程中，我发现赵阿姨的症状已经越来越明显了。这时候的她处于痴呆早期，大的事情心里有数，小事情处理起来就手忙脚乱了。比如她虽然就诊多次，不过每次都会忘记就诊流程，会反反复复地询问："是不是轮到我啦？"有的时候还找不到自己的挂号条，经常来问护士："我挂的是多少号呀？"

可以看出来，痴呆已经影响了她的社会功能，她的能力已经受损了。所以后来我告诉赵阿姨，她确实有记忆的问题。赵阿姨很坚强也很乐观，她接受了这个诊断结果，并且开始积极的治疗。

赵阿姨曾经问我，阿尔茨海默病是不是就是早期痴呆；我告诉她，阿尔茨海默病是痴呆的一种主要类型，但是我们这里所说的"痴呆"，和老百姓过去说的那种"又痴又呆"的样子不是一个概念，因为那已经是很重度的疾病表现。现在赵阿姨处在痴呆的早期，看上去和正常人并没有很大的分别；如果及时治疗，要过很久才会变成人们所说的那种又痴又呆或者傻傻的样子。

赵阿姨欣然接受了这个定义。她回到老人院以后，就告诉大家说："我这几次去医院，医生诊断说我是早期痴呆。所以我现在已经开始吃药了，我觉得还不错！"

结果老人院的好朋友们就说："你这个样子，怎么会是痴呆呢？痴呆都是那个样子的！"

赵阿姨说："不，医生说了，我现在是早期，你们说的那种情况都已经到晚期啦！痴呆到了晚期就治不好了，我可还是

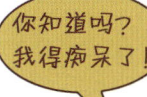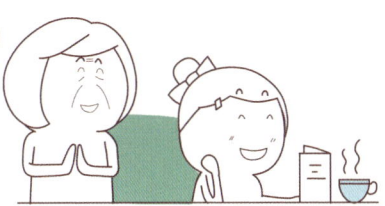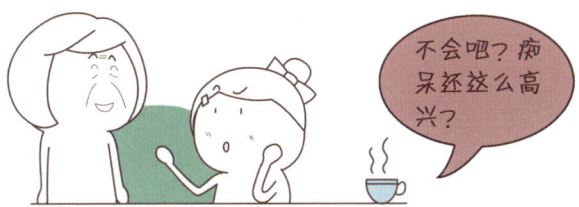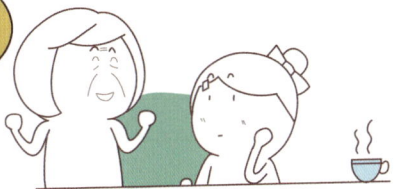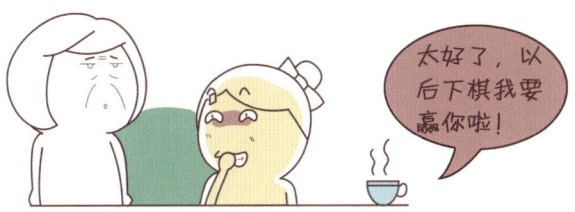

在早期呢！医学进步了，从现在开始治疗，就能控制痴呆的发展呢！"

赵阿姨很自豪，因为她自己发现了这个疾病；而且，她已经从一个阿尔茨海默病的患者变成了防治痴呆的义务宣传员！从确诊到现在，她定期来医院接受评估并坚持治疗。现在她来医院，已经不像刚开始那样因为忘事儿着急而手忙脚乱，她的表情也不像那时一样紧张和愁苦。她坦然地接受了自己罹患痴呆的事实，和我们医生护士也越来越熟悉。现在她每次来，笑容都很灿烂，每次看完病，也是高高兴兴拿着药回去。

能这样感受到患者的快乐，就是我们当医生的最欣慰的时刻了！

带亲人就诊

早期诊断的好处

如果您注意到自己或亲人出现痴呆的蛛丝马迹,不要忽略它们,或者想当然地认为这是正常老化,赶紧去医院就诊吧!早期诊断并发现疾病,会给患者和家庭带来很多益处。

1. 从有效的治疗当中获得最大的帮助

医生可以通过一系列的检查,找到导致记忆下降的原因。如果真的确诊是痴呆,医生会帮助患者尽早开始治疗,减轻症状,延缓疾病的恶化,帮助她保持更长的独立生活能力,提高生活品质。

2. 用更多的时间去筹划未来

越早得到诊断结果,越能帮助患者和家庭尽早对很多事情做出决策——比如选择什么样的治疗方法,选择什么样的照护方式,生活起居如何安排,以及非常重要的财务和法律事宜,等等。

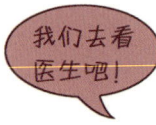
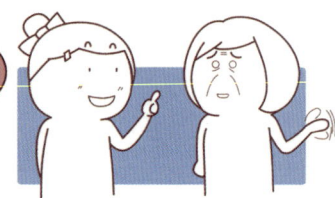
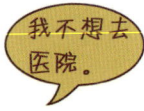
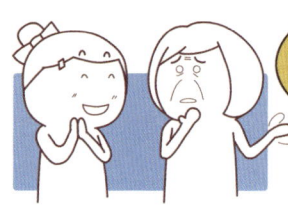
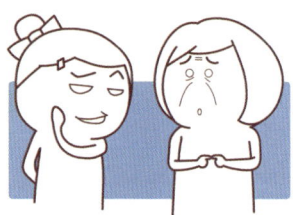
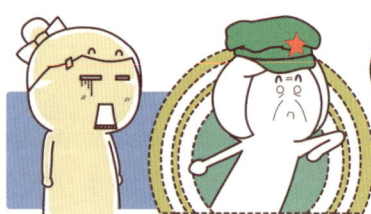

3. 帮助您和您所爱的人

痴呆患者需要长期的照顾和情感支持。越早发现痴呆，您越能尽早学习如何应对这一棘手的疾病。痴呆将给患者的认知及行为能力带来很多变化，您和所有的家人都需要及早进行准备来面对这些变化，这样才能更好地帮助到您深爱的亲人。

找到对的医院和医生

诊断的第一步，是找到能够提供全面、专业的诊断和治疗服务的医院和医生。目前在中国大多数的中心城市，有很多大医院都开设了记忆门诊。我们在这本书的最后，提供了很多医院的名录，您可以找到您最方便的就医地点。

有经验的医生会全面评估患者的健康状况，找出任何可能影响她的大脑正常工作的隐患。通常，我们建议找以下医学专家进行检查和治疗：

- 神经病学家——擅长脑部和神经系统疾病的诊断和治疗
- 精神病学家——专攻影响情绪失调或者大脑工作紊乱的疾病，并擅长痴呆和抑郁等其他老年心理疾病的鉴别诊断
- 老年病专家——擅长老年病和痴呆的诊断和治疗

> 找到富有经验、能够进行痴呆鉴别诊断的医生非常重要！

就诊前的准备

医生能分配给每个患者的时间非常有限,所以您带亲人去看病前就要做好充分准备,保证每一次就医都富有成效。

您可以这样来进行准备工作:

- 列出她目前正在使用的药物清单,包括处方药和非处方药,比如降压药、降糖药、安眠药、维生素、阿司匹林等;
- 列出她过去和现在都患有哪些疾病,比如心脑血管疾病、糖尿病等;
- 说明她的直系或旁系亲属里是不是有其他人患有阿尔茨海默病或其他类型的痴呆;
- 列出一张她的症状清单,说明这些症状是什么时候开始的,多长时间发作一次;
- 列出您想向医生请教的重要问题,省得看病的时候一忙乱就忘了。

症状清单

症状	开始时间	发作频率
举例：做菜的时候忘记关煤气	2010.02	开始时两三个月1次 现在每个月2次

看医生的时候要注意什么

每一次就医,医生都会对您的亲人进行一系列的评估和检查。您需要和您的亲人一起进入诊室,这样会让她感觉更放松。您也可以在一旁仔细观察她是如何回答医生问题的。要尽量让她多讲话。当医生和她谈话期间,不要向她提示答案。

医生也会向您详细了解她的情况。您需要尽您所能,诚实地回答医生的问题。我们每个人都害怕生病,更害怕亲人生病,但一定要给医生真实的答案,才能让医生准确地判断。您向医生描述的时候,说话要明确,不要含糊。您可以直接说,什么时候发生了什么事情,比如,我妈妈前天出门,忘记回家的路怎么走了。

就医的时候,您需要和医生进行良好的沟通,从医生那里获取以下答案:

- 请医生向您解释将要进行的检查步骤,以及每项检查希望了解的内容;
- 请医生告诉您可能的治疗方法,这样可以帮助您选择对患者最好的治疗方案;
- 请医生告诉您,下次应当什么时候再带患者前来就诊,今后多长时间来一次。

有的医生可能会使用一些专业术语来阐述她的病情。如果您觉得专业术语对您来说比较生僻,您就要请医生说得通俗些。您在就医的时候要带上纸笔做好记录,以免漏掉重要的医嘱。

向医生请教

问题	医生的答案
是什么导致她记忆下降？	
她得的是哪一种类型的痴呆？	
什么药物对她有帮助？ 需要服用多长时间？ 这些药物会有什么副作用？	
下次什么时候再带她来看医生？ 以后大约多长时间来一次？	
她现在还能照顾自己吗？	
家里人要特别注意什么？	
您的医院提供认知康复训练么？	
您的医院有痴呆患者家属俱乐部活动吗？	
您的医院有护理指导服务么？	
有什么非药物的治疗方法么？	
在什么情况下我们能直接和您联系？ 记忆门诊有紧急联系方式吗？	

和医生保持良好的沟通,能够帮助您的家人得到更专业的诊断、治疗和照顾。某种程度上,医生也喜欢专业的对话。

医生可能进行的评估和检查项目

阿尔茨海默病或其他类型的痴呆,都需要通过全面的检查和测验来进行诊断和确认。通常,完整的诊断过程包含:

● **了解有痴呆症状者的详细病史,以及家族病史**

在诊断过程中,医生会仔细询问病人或家属,来收集现在和过往的疾病信息。列出患者所有医疗病史的清单是非常有帮助的。医生同时会了解,家里是否有其他人患有阿尔茨海默病,或者其他类型的痴呆。

● **临床评估**

医生或助手会对患者的神经心理、躯体功能和整体状况进行全面的评估。下面我们来介绍几个最常用的临床评估工具量表。

简易智能状态量表(MMSE)

目前在神经心理评估方面最常用的是简易智能状态量表,曾去医院就诊的朋友都知道这个量表有个简称叫MMSE。这个量表能了解前来就诊的患者是否知道日期、时间和所处的位置,能否记住一小段话、听从指示;能否做简单的计算,以及临摹画图的能力如何,等等。

简易智能状态量表

项目	记录	评分
定向力(10分)		
今天是星期几？		0　1
今天是几号？		0　1
现在是几月份？		0　1
今年是哪一年？		0　1
现在是什么季节？		0　1
我们现在是在什么地方？		0　1
现在是在第几层楼？		0　1
您家住在哪条街？		0　1
您家住在哪个区（或县）？		0　1
您家住在哪个省（或市）？		0　1
即刻记忆(3分)		
请您跟着我重复一遍我说的词语（每个单词允许有1秒钟的思考，可测试6次）		
皮球		0　1
国旗		0　1
树木		0　1
测试次数（　　）		
注意力和计算力（5分）		
请您计算从100开始依次减7，每减一个7就告诉我一次答案，直到我说停为止		
100 - 7（93）		0　1
- 7（86）		0　1
- 7（79）		0　1

续表

	－7（72）		0	1
	－7（65）		0	1
延迟记忆（3分）				
您能回忆起来刚才我说的词语吗？				
	皮球		0	1
	国旗		0	1
	树木		0	1
语言能力（9分）				
命名	（出示手表）这是什么？ （出示铅笔）这是什么？		0 1	0 1
复述	请跟我说"四十四只石狮子"		0	1
理解	我给您一张纸，请您按我说的去做，现在开始： 用您的右手拿起纸 再用双手把它对折起来 把纸放在大腿上		0 0 0	1 1 1
阅读	把写有"闭上您的眼睛"的卡片给受试者看——"请您念一念这句话，并照着去做"		0	1

书写	请您写一句完整的、有意义的句子（必须有主语和动词）		0　1
视空间觉	（出示五角形图案）请您照着这个样子画图		0　1
总分			

Folstein中文修订版

    MMSE也经常用于痴呆的早期筛查。如果家庭成员或社区工作者学会使用这个量表，就能经常为身边的老人做做测试，定期评估老人的智力是否有衰退的迹象。

    MMSE测试满分是30分。正常的分值为27~30分，得分在21~26分提示有轻度的痴呆，11~20分提示为中度痴呆，低于或等于10分则提示为重度的痴呆。以平均水平来讲，一个人如果患有阿尔茨海默病，MMSE测试的分值每年会下降2~4分。

画钟测验

画钟测验也是一项常用的、在家里就可以做的评估工具。这个测验要求接受测试的老人在白纸上独立画出一个钟,并按照要求标出指定的时间。

比如,您可以这样来指导老人画钟:"请您在纸上画一个钟,包括表盘和数字;时针分针指向的时间是4点45分。"在您下达画钟时间指令的时候要注意,不要给一个分针、时针非常贴近的时间,比如2点10分,这样被测试者画起来就不那么容易了。

特别说明的是,大部分记忆门诊采用的标准是11点10分或8点20分。

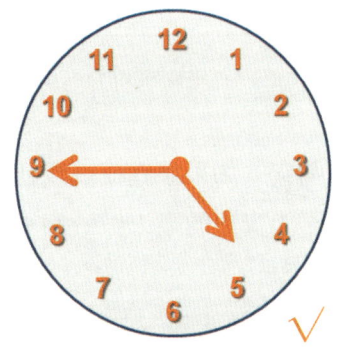 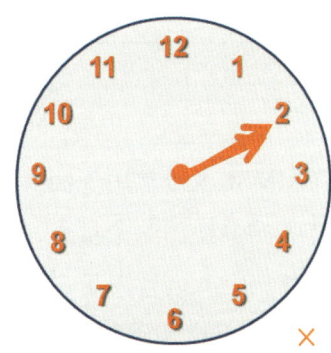

画钟测验的评分方法为:
- 画出闭锁的圆(表盘),1分
- 表盘上12个数字及位置正确,1分
- 将时针标在表盘的正确位置,1分
- 将分针标在表盘的正确位置,1分

3~4分表明认知水平正常,0~2分则表明认知水平下降。

画钟测验看似简单,完成它却需要很多认知过程参与。这个测验和文化程度的相关性比较小,接受测试的老人无论什么文化程度,只要能听懂简单的提示语,都能按要求画出他们心目中的钟来。

有的朋友可能会问,画钟多简单啊,难道真能测试出来痴呆么?我们就来看看,不同程度的痴呆患者,他们画出来的4点45分是什么样子的——

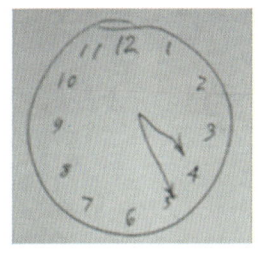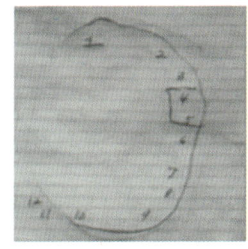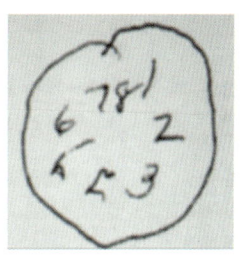

由于画钟测验非常简单,它也经常和MMSE一起被应用于痴呆的筛查。所以学会它,您就能帮到身边很多人呢!

工具性日常生活活动量表(IADL)

这个量表是医生在就诊的时候会邀请您一起接受面谈来完成的,用来评价与患者身体活动有关的日常生活能力。它在您未来长期照料患者的过程中也十分有用——一方面可以帮助您悉心留意患者在各个方面的生活能力,另一方面,定期持续的评估能让您对她能力发生的改变了如指掌,帮助您随时调整最适合她的照护计划。

工具性日常生活活动量表

项目	分数
第一部分 工具性日常生活和活动	
A. 使用电话的能力	
1. 自己主动操作电话,能查号码、拨号等等	0
2. 能拨几个熟悉的号码	1
3. 能接电话但是不会拨电话	2
4. 完全不会使用电话	4
B. 购物	
1. 独立处理所有购物需要	0
2. 独立进行少量购物	1
3. 部分购物过程需要有人陪伴	2
4. 任何购物过程需要有人陪伴	3
5. 完全不能购物	4
C. 做饭	
1. 独立计划、准备并做好适量的饭菜	0
2. 如果别人提供食料,能准备并做好适量的饭菜	1
3. 能加热别人已经做好的饭菜;或者准备饭菜,但不能保证适量	2
4. 需要别人把饭菜准备好和做好	3
5. 完全不能做饭做菜	4
D. 主持家务	
1. 能独立做家务,或偶尔需要帮助——比如干重活时需要帮忙	0
2. 能做日常轻体力家务,如洗碗、铺床	1

项目	分数
3. 能做日常轻体力家务，但不能保证可接受的整洁水平	2
4. 所有家务都需要帮助	3
5. 不参与任何家务	4
E. 洗衣	
1. 能独立完成衣物的清洗	0
2. 能洗小件衣物，如袜子等	1
3. 所有洗涤必须靠其他人完成	4
F. 交通方式	
1. 能独立乘坐公共汽车，或驾驶小汽车	0
2. 可以乘出租车出行，但不再乘坐公共车辆	1
3. 在其他人陪伴下，可以乘坐公共车辆	2
4. 在他人帮助下，有时乘出租车或汽车出行	3
5. 完全不旅行	4
G. 承担自己管理药物的责任	
1. 能按照正确的时间和剂量吃药	0
2. 能按照别人预先准备好的每次剂量，按时服药	1
3. 不能自己准备和完成服药	4
H. 理财能力	
1. 独立处理财务，如去银行、付款、收款、记录收入等	0
2. 管理日常购物，但在处理银行业务和大宗购物等情况下需要帮助	1
3. 不能处理钱财	4

项目	分数
第二部分 躯体性自理能力表	
A. 大小便卫生	
1. 在盥洗室能完全自理，没有弄脏的情况	0
2. 在自我清洁方面需要提醒，或需要帮助，或有少量的事故发生（至多一周一次）	1
3. 睡眠时弄脏或弄湿，超过一周一次	2
4. 清醒时弄脏或弄湿，超过一周一次	3
5. 大小便失禁	4
B. 吃饭	
1. 吃东西无需帮助	0
2. 吃饭时间吃东西需要少量帮助和（或）需要准备特殊食物，或在餐后清洁时需要帮助	1
3. 自己吃饭需要适度帮助，并且不整齐	2
4. 所有的就餐需要多方面的帮助	3
5. 完全不能自己吃饭，并抗拒他人喂食	4
C. 穿衣	
1. 能穿衣服，脱衣服，并能从自己的衣柜里选择衣服	0
2. 自己穿衣服和脱衣服，但需要少量的帮助	1
3. 在穿衣服或选择衣服方面需要适度帮助	2
4. 在穿衣服上需要很多帮助，但能够配合他人的帮助	3
5. 完全不能自己穿衣服，并对他人的帮助有抵触	4

续表

项目	分数
D. 梳理（整洁、头发、指甲、手、脸、衣服）	
1. 总是穿戴整洁，妆饰恰当，无需帮助	0
2. 能自己适当梳洗，偶尔需要少量帮助，如修胡须	1
3. 在梳洗上需要适度合理的帮助或指导	2
4. 所有的梳洗都需要帮助，但在他人帮助后能保持整洁	3
5. 主动抗拒他人帮助梳洗的所有努力	4
E. 躯体步行	
1. 步行到场地或市区	0
2. 在居住区内步行，或在一条街道附近步行	1
3. 步行时需要选择手杖，或步行器，或轮椅	2
4. 坐在椅子上或者轮椅上无需支持，但没有帮助就不能自己推进	3
5. 一半多的时间卧床不起	4
F. 洗澡	
1. 自己洗澡，无需帮助	0
2. 在进出浴缸时需要帮助	1
3. 自己只能洗脸和手，不能洗身体其他部位	2
4. 不能自己洗澡，但配合他人给她洗澡	3
5. 不能自己洗澡，并且抵抗让她保持清洁的努力或帮助	4

这个量表的最高分为56分。小于16分为完全正常，大于或等于16分就有不同程度的功能下降，大于或等于22分，就是有明显的功能障碍了。

● **病人的精神状况评估**

除了评估智力状况外，医生会评价患者的精神状况及幸福感知，来发现她的记忆障碍和对生活失去兴趣是不是由于抑郁或者其他情绪障碍问题而引起的。

● **神经学测试**

神经学测试也是身体检查中非常重要的一部分，其目的是评价大脑和神经系统的功能，以识别出症状是阿尔茨海默病还是其他脑功能障碍引起的。在神经学测试中，医生会测试：
- 反射
- 协调和平衡能力
- 肌肉力量
- 眼睛活动能力
- 说话
- 感觉

● **身体检查**

就诊的时候，医生会检查血压、体温和脉搏，听心音和呼吸音，取血样和尿样，询问患者关于饮食、营养和饮酒情况，并了解患者的疾病史和用药史。所以您准备一份常用药的清单是很有帮助的。

这些检查可以帮助鉴别出其他引起记忆丧失、思考混乱、无法集中精神等类似痴呆症状的因素。这些因素包括：
- 贫血，营养不良或缺乏某种特定维生素

- 过度饮酒
- 药物副作用
- 某种传染病
- 糖尿病
- 肾或肝病
- 甲状腺异常
- 心、肺或血管问题

> 精准的诊断是有效治疗的基础。患病的亲人需要您耐心的陪伴，完成全面的检查和评估！

● 脑部影像学检查

新的影像学技术彻底改变了我们对大脑结构和功能的理解。许多研究表明，阿尔茨海默病患者的大脑随着病情会发生显著萎缩，因此患者的神经影像和血管影像是目前痴呆诊断上不可缺少的证据。

现在，采用磁共振成像，也就是大家经常说的MRI，能够清楚地显现痴呆患者脑部发生的结构性的改变，而且还可以用来排除其他可能引起痴呆的原因，比如脑肿瘤、脑梗死和脑积水等。

国外的临床研究，已经把功能成像技术，包括正电子发射断层扫描技术(PET)和功能性磁共振成像(fMRI)，应用在痴呆的早期诊断。它们通过对脑部不同区域的细胞利用糖或氧气的活跃度的观察，来揭示脑细胞的工作状况。

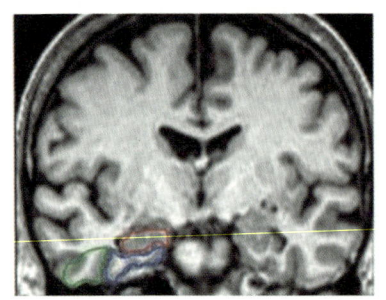 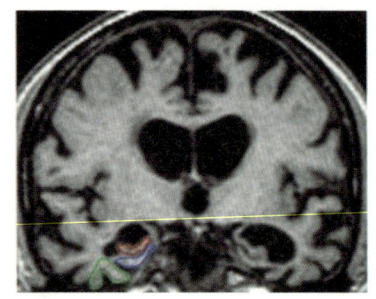

正常的大脑和阿尔茨海默病大脑的比较

美国匹兹堡大学医学院的科学家还研究出来一种新型显影化合物,正好能结合在脑组织的淀粉样斑点上。对没有淀粉样病变的人来说,这种化合物就会比较快地被血流冲洗排出大脑;如果是有淀粉样病变的患者,化合物的停留时间就比较长,在PET进行扫描时会产生强烈对比,病变很容易被发现。这是一项非常有前景的功能成像研究成果,可以提前几年甚至十几年,来发现阿尔茨海默病大脑发生的改变。所以这种化合物被命名为"匹兹堡化合物B",简称为PIB,来纪念为此作出贡献的匹兹堡大学的科学家们。

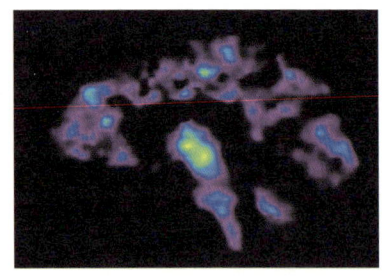 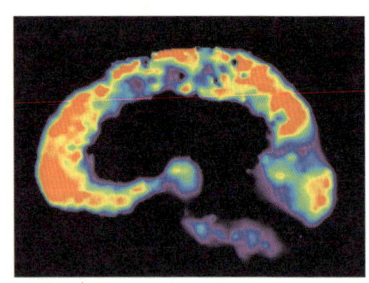

正常的大脑　　　　　　被PIB点亮的阿尔茨海默病大脑

痴呆有药可治吗？

我们在社区、单位和养老机构宣讲痴呆的时候，听众经常会问这样的问题：有什么药物能治疗痴呆呢？有治愈痴呆的特效药么？痴呆的药物治疗，西药管用还是中药管用？能告诉我们主要治疗药物的名字吗？痴呆药物能进医保吗？保健品——比如维生素补充剂和银杏叶——对预防痴呆有效吗？

对于痴呆患者来说，药物治疗是贯穿始终的一个治疗方法。当您的亲人在早期被诊断出罹患痴呆以后，您就需要对治疗痴呆的常用药物有一个基本的了解。

首先，我们要告诉您的是，目前的痴呆治疗药物可以使一部分病人的痴呆症状得到改善，延缓疾病的发展和恶化。但是，尚未出现可以治愈痴呆的药物。也就是说，现有的药物都只能针对症状进行治疗，而不能从根本上逆转或者治愈这一致命的脑部疾病。

> 目前在痴呆药物治疗领域
> 没有"可以治愈痴呆"的神话

您或许会问，既然痴呆没法治好，那干嘛还吃药呢？事实上，从临床工作中我们发现，在疾病同样阶段前来就诊的患者，坚持药物治疗和放弃药物治疗会在生活质量上表现出明显的差异。恰当的药物治疗结合良好的护理，能够改善患者的认知症状和行为症状，让患者的生活能力保持得更好一些，也减轻照护者的负担。而如果放弃治疗，那可以预见的结果就是认知功能明显衰退，出现各种行为问题。患者虽然躯体功能还能保存，但是由于认知功能的急剧下降，生活能力也会衰退，加重照护负担。

接下来，我们要告诉您的是，所有的痴呆治疗药物都必须在医生对患者进行详细的临床评估和诊断后，以处方形式开出。如果您看到广告或者遇到推销，说有治疗痴呆的特效药，我们能给您的建议是一定要审慎对待，不轻信，不盲从。

> 所有的痴呆治疗药物都必须在医生进行详细临床评估和诊断后，以处方形式开出。

目前，获得美国FDA许可应用于临床的痴呆治疗药物有4种，它们是多奈哌齐(安理申®)、重酒石酸卡巴拉汀(艾斯能®)、加兰他敏(力益临®)以及美金刚(易倍申®)。其中前3种都是胆碱酯酶抑制剂，美金刚是谷氨酸能受体拮抗剂。世界医学界多年的临床证据显示，胆碱酯酶抑制剂能够显著地改善轻度和中度阿尔茨海默病患者的认知和行为症状；对于中度和重度阿尔茨海默病患者来说，美金刚单一用药或者和胆碱酯酶抑制剂合并用药，也可以改善他们的神经精神症状。美国FDA还批准将多奈哌齐(安理申®)用于重度阿尔茨海默病患者的治疗。

另外，有研究证据提示，有些因素会导致认知功能损害提早发生。比如，每位中风患者在发病后都会存在不同程度的认知功能损害。2008年，英国前首相撒切尔夫人被证实罹患血管性痴呆，就是多次卒中（中风）留下的后遗症。由于血管病变是认知功能损害的重要危险因素之一，在临床上具有扩张脑血管和保护神经元双重作用机制的尼莫地平(尼膜同®)也经常被用于治疗血管性认知损害患者。目前国内正在开展多中心大规模临床研究，以验证药物的疗效。

在痴呆药物治疗方面，您还需要理解的是，没有两位痴呆患者是完全相同的，不同药物作用在不同的患者身上，疗效也不尽相同。所以，医生需要在全面的诊断后开出适合某位患者的药物，并且在长期的治疗过程中观察疗效，调整药物治疗方案。

在过去的很多年里，大部分进口的痴呆治疗药物都是没有被纳入医保的，所以痴呆家庭在药物支出方面的负担也是很大的。有些家庭也因此不得不放弃治疗，影响到全社会患者的就诊率和治疗率。好消息是，这一情况自2009年起得到了改善。上述药物已经被纳入国家医保基本药物目录范围，只是各个地区具体落实的时间有所差异。以北京为例，从2011年7月1日起，这些药物就被纳入北京市医保范围，符合条件的患者药物费用可以得到报销，这对北京十几万痴呆患者和家庭来说真是喜讯。

我们对市场上销售的益智类保健品，比如维生素补充剂、银杏叶片等，持谨慎态度，因为也有大量证据表明，很多营养补充剂或保健品的效果其实和安慰剂相似。我们的建议是，维生素最好从日常食物中摄取。而银杏叶治疗老年痴呆的神话在

2010年年初已经破灭——来自美国的一份大样本多年跟踪的临床研究报告显示，银杏叶在治疗痴呆方面的效果并不优于安慰剂。

> 银杏叶的神话已经破灭——
> 在治疗痴呆方面，银杏叶的效果并不优于安慰剂

另外一个大家有兴趣的话题是，中医药在治疗痴呆领域到底能起什么作用呢？西药的特点在于靶向治疗，中医药的特点是针对单一个体进行辨证施治的整体治疗。中医药的治疗方法很难像西药单一的化合物那样进行大样本的临床对照研究，包括疗效和副作用的监测。但是，这并不意味着否定中医药在疾病治疗中能发挥的作用。关键在于，您需要找到对痴呆有深厚的理解、具有丰富临床经验的好中医，然后，在治疗过程中定期进行疗效评估，看看治疗是否对患者有真正的改善作用。

吹响家庭集结号

您不需要孤独地面对痴呆

当和您一起生活的亲人被诊断出患有痴呆，您的心情一定十分沉重。不管您是否已经做好准备，在未来漫长的岁月里，您将承担起照料亲人的责任。您在家庭中的角色也将改变。过去您可能是她的爱人，或是她的女儿；不过随着病情的发展，她可能会变得越来越像个需要照顾呵护的孩子，而您可能会变得更像一个家长，逐渐承担起以往总是由她来做的事情，比如洗衣服，做饭，去银行取钱，买东西，收拾房间……然后还要扮演半个医师和护理员的角色。

我们想给您的一个忠告是，当痴呆入侵您的家园，您不能独自作战。这是吹响家庭集结号的时刻。如果大家能够坐到一起，开诚布公地进行讨论，让每个人都有机会表达内心真实的感受，哪怕是恐惧、害怕，都没有关系。坦诚和开放的交流，将帮助家人团结起来一起应对疾病，共渡难关，为患病的亲人和这个家庭妥善安排未来。

> 坦诚和开放的交流，将帮助家人团结起来一起应对疾病！

了解病程各阶段的照护需要

痴呆的病程是漫长的，您要打的是一场持久战。所以您和家人需要了解，各个阶段的痴呆患者在日常生活能力和精神行为方面可能出现的改变。我们不能去打一场没有准备的战役。而下面这张简单的表格，能帮助您和家人共同了解痴呆在各个阶段的典型症状，对未来繁重的照护工作做好心理准备。这样，您的亲人就会从现在开始，帮助您一起制订照护计划，并在您需要帮助的时候伸出援手。

痴呆早期	痴呆中期	痴呆晚期
典型症状		
· 很难想起近期的事情和谈话 · 很难记住月份或星期 · 失去财务管理的能力 · 置身于社交环境之外，或对之表示冷漠 · 做饭和购物变得越来越困难 · 判断力差，难于作出明智决定 · 容易遗失物品 · 在原本熟悉的环境中可能迷失方向	· 行为出现问题，如易怒、多疑、恍惚、重复、幻觉等 · 语言表达和理解更加困难 · 空间方位感问题 · 丧失阅读、写作和计算能力 · 失去协调能力 · 需要每周7天，每天24小时的不间断监护 · 有时会无法辨认家人和朋友	· 不能沟通 · 不能辨认人、地方和物体 · 不能自己照料自己 · 丧失行走的能力 · 丧失微笑的能力 · 肌肉可能萎缩 · 吞咽可能困难 · 可能发生痉挛 · 体重下降 · 大部分时间用于睡眠 · 可能表现出需要吮吸物品 · 大小便失禁

照护责任的合理分担

向家人请求帮助、共同分担照护责任，不是一件羞耻的事，而是在面对棘手疾病时理智的行动。

如果您即将成为家庭最主要的照护者，那么，您从现在就需要和其他家庭成员进行沟通，告诉他们您可能在什么情况下需要他们的帮助，比如，每个星期他们能不能轮流来探望，请他们帮着照看一下她，这样您好有点喘息的时间；他们是否能帮您外出买些东西，或者一起做饭、打扫房间；是否能一起带她外出，比如看医生，或去公园逛逛；等等。

如果您的亲戚住在比较远的地方，您可以和他们商量，请他们提供一些财务上的支持。这样，当您需要上班或需要时间进行休整时，可以雇护理员或家政人员代您照顾一下她。您也可以请他们计划每月拿出一天或几天的时间来您家里帮忙，缓解您的压力。最低限度他们能做到的是，至少每个星期都给她打电话，向她问好，告诉她："我们很想念您。"

您需要和家人或朋友一起排定您固定的休息时间。您可以利用这样的休息时间出去散步，小睡一会，或者购物。如果您在患者还处于痴呆初期阶段就这样做，家人和朋友就会习惯这样的安排。未来当您最需要喘息的时候，他们的帮助将是水到渠成的事情。

照护方式的选择

让痴呆患者住在家里，由家人来照顾，通常是家庭的首选照护方式。调查发现，目前痴呆患者的配偶通常是第一照护人

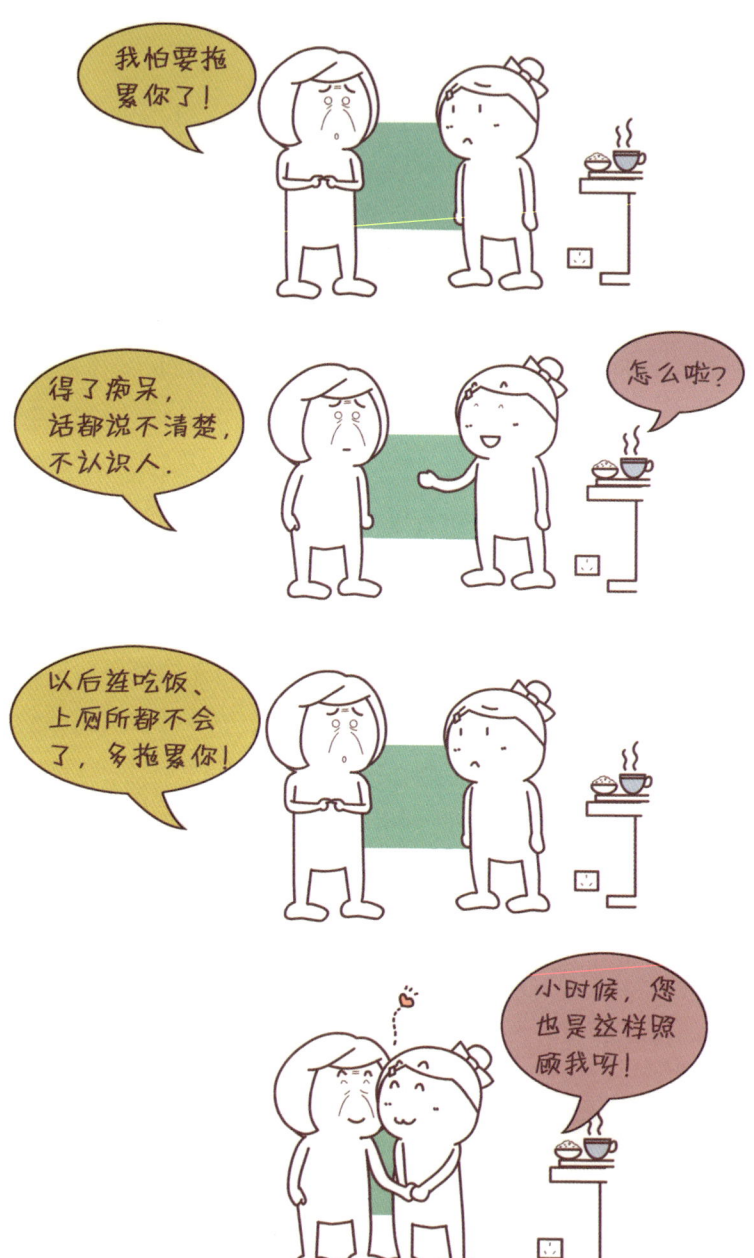

选。如果老伴儿身体好，有精力和体力照顾另一半自然是最好的；但如果配偶身体也不好，有心无力去照顾另一半，那子女就要和父母一起商量，讨论出适合这个家庭的照护方法。

在决定一个家庭由谁来担当第一照护者的时候，不妨从以下几点去考虑：

1. 谁和患者感情比较好，而且有照顾她的意愿

并非所有夫妻都是神仙眷属，也并非所有子女都孝顺。如果未来的家庭照护者本人和患者的感情非常好，而且愿意全心全意地照顾她，那在未来的岁月里会减少很多挫折和艰苦。反之，如果仅仅由于责任而勉强承担起照护工作，很容易造成双方的情绪压力，在相处过程中不断发生冲突，刺激患者精神行为症状的发生和恶化，甚至可能出现虐待行为。

> 家庭第一照护者应该是和患者感情和关系非常好的亲人！

2. 充分考虑身心状况、经济能力、工作情况，看看是否有照顾亲人的能力

在决定自己是否能够承担起照料责任时，您需要先诚实地面对自己，了解自己的能力。照顾痴呆患者需要大量的时间，相当于一份全职工作，只是没有人能付您薪水。如果您是她的老伴儿，您需要考虑您的身体是不是能承受照顾她的任务；如果您是她的子女，可能意味着您需要让自己的工作变得有弹性，否则难以应付家里随时可能发生的各种状况。勉为其难做

事情只能导致糟糕的照护结果。

另外，家庭照护不是唯一的照护方式。当家中老人被诊断出痴呆，家庭成员需要在一起讨论未来可能的照护方式并制订计划。早期痴呆的患者还能够思考，参与家里的重大决定。一般来说，他们能够认识到自己的感受，他们依然可以扮演重要角色。这时候家人应当考虑让患者参与以下的讨论：

- 选择和谁一起生活。痴呆随着病程发展，患者独立居住会有很多危险，因此在疾病的初期，就要考虑未来患者和谁一起生活。
- 患者是否需要搬到未来照顾她的亲人那边去居住。在疾病早期搬家，可以帮助患者尽早熟悉新环境，进入常规的日常生活。

3. 当患者还在家里生活的时候，寻找支持资源

随着疾病进展，您会需要帮助。所以在早期就要寻找能够让您喘口气的支持资源。有的家庭会考虑雇佣护理员或保姆进行居家看护，有的家庭所在的社区会有为老服务组织提供一些上门服务，有的社区则有日间老人活动中心。这些资源都可能帮得到您。

还有就是去养老院或者老年护理机构。当患者做什么事情都需要帮助的时候，一对一的护理就不够了，您会感觉身心极度疲惫、快支撑不住了。这个时候，机构护理就是一种不错的选择。您可以选择有痴呆专项照护的养老院，也可以考虑去能接收痴呆老人长期住院的老年病医院。我们建议您现在就和家人讨论这个问题，会对您在将来做决定有帮助。

照护方式	支持资源
家庭成员照护	社区／居家养老服务
护理员／保姆居家服务	社区日间照料中心
养老机构	医院患者家庭俱乐部
老年病医院	慈善组织/非营利机构志愿者服务

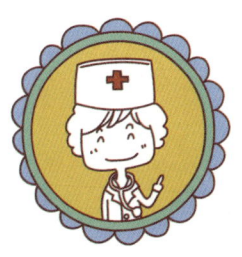

杨叔叔是个有心人。当老伴儿被诊断出来罹患痴呆，他就去明察暗访老年公寓和养老院。结果他发现，有的老年公寓看上去设施条件很好，可是对于生病的老伴儿来说根本用不上；而普通的养老院，环境和住所条件看上去都不太好，他也不舍得把老伴儿送到那里去。

于是杨叔叔决定，在老伴儿还没有衰退到很严重的程度时，还是让她在家里生活。他去儿童商店买了一些小孩子的玩具放在家里，有积木、拼图，还有毛绒玩具。一有空儿，他就会陪着老伴儿一起搭积木，玩拼图。看到老伴儿在那边安静地玩，杨叔叔心里也很欣慰。

医疗、财产和法律问题

当亲人被诊断出痴呆，您需要明白的一点是，除去记忆衰退以外，她会逐渐失去思考、判断和做决定的能力。所以在她处于痴呆初期阶段的时候，就要妥善安排未来和医疗、财产及法律相关的重大事宜。

帮助她整理和保管重要的个人文件

这些个人文件将包括：身份证、结婚证书/离婚证书、社保卡、医保卡、病历本；她名下的房产证；她名下的银行存款、股票、基金；她名下的人寿保险、房屋保险、汽车保险的保单，等等。

为保险起见，您可以将这些资料复印，并把原件一起放在十分安全的地方。

讨论重要问题

如果患者还愿意并且能够和您交流，您可以和她讨论与她有关的重要问题，并用书面形式把她的意愿和你们一起讨论的结果记录下来。比如——

- **长期医学治疗的意愿**

痴呆治疗是一个长期的过程。我们发现有的和子女生活在一起的痴呆老人，由于自己已经没有医疗和财务的决策能力，而被子女强行中断了治疗过程，病情恶化得也很快。因此，要在老人意识还比较清楚的时候，了解她对医学治疗的意愿，保证她接受治疗的权利。

- **财产的处置**

有的痴呆患者虽然丧失思考和判断力，但还具有行为能力，在这时候容易发生严重的财产处置问题，比如写遗嘱把房产留给保姆，给陌生人做大额担保，或借大笔金钱给不相干的人等等。

我们建议，在她还对财产处置有意识的时候，和她沟通这些问题，了解她希望最后把财产留给谁，尝试告诉她为了自己和家庭的财务安全，可将财务和财产处置事宜正式委托给她信得过的人来处理。

目前中国法律对监护人所做的定义，是对没有行为能力人或限制行为能力人的人身、财产和其他一切合法权益负有监督和保护责任的人，适用于未成年人、精神病患者及其他有严重精神障碍的人。如果痴呆老人需要被监护，就要去精神科出具诊断证明，证明她是需要被限制民事行为能力的精神病患者。但这是很难被患者和家属从感情上接受的。

我们希望，在不久的未来，法律能把痴呆老人列为需要保护的对象，在尊重他们意愿的前提下，保护他们接受医疗救助的权利和财产的安全。

**越早安排这些事情
患者和家庭的权益就越能得到保障**

您成为护理员了！

当家中老人被确诊出痴呆，不管您是她的老伴儿还是儿孙，不管是兄弟还是姐妹，现在都是您用自己的爱心照料她的时候了。在她还能知道您是谁的时候，就这样做吧！

虽然每个痴呆患者都是独特的，没有完全统一的方法去照护不同的患者，不过，在疾病的不同阶段，还是有很多情况是可以预期的，也有很多实用的照护方法可以去实践。

通过有针对性的准备，您可以让您心爱的人过得舒适而安全，更可以让她感受到您的支持而生活得充实。在照顾患者的时候，您也需要采取措施保护自己的健康。

记忆丧失对生活的影响

记忆就象一个银行，珍藏着我们这辈子最宝贵的经历和关系——读书、工作、恋爱、婚姻、生儿育女、亲情、友谊。记忆让我们每个人都独一无二、无可替代。

可是，当记忆衰退的时候，生命链也开始变得脆弱。

早期痴呆患者往往因为记忆问题而被确诊。记忆衰退对患者的生活至少有下面4个重要的影响——

1. 她的世界变得支离破碎

记忆可以帮助我们把生命中发生的事情按照顺序串联在一起。有了记忆,我们就知道过去、现在和将来。但是对记忆衰退的人来说,很多事情都变成孤立的,彼此都没有联系。她会感觉这个世界很孤独、很模糊,甚至让人害怕。她会开始退缩,开始自我防御,甚至对外界产生敌意。

2. 她的学习能力会显著下降

有记忆问题的患者无法学习。记忆,尤其是短期记忆,对学习十分重要。新的知识和技巧要学到手,就必须记下来。痴呆患者在引导下可能按照步骤记下来了,但是他们不能记住很长时间。这让她在学习新东西的时候备感困难。

不过,这并不表示痴呆患者就没有学习新鲜事物的心愿了。和其他人一样,她也喜欢做事情,也能在别人的帮助下做一些事情。只是,我们不要指望第二天她依然还能做这些事情,因为她可能已经不记得了。

3. 她会觉得自己很笨拙

早期的痴呆患者会意识到自己有记忆问题。她会因为记不住东西而感到尴尬,自尊心会受到伤害。不同的痴呆患者对待记忆丧失的反应不尽相同。有些人会表现得很幽默,有的人会很沮丧,而这也会成为她抑郁的原因。有的人可能从来不觉得自己有问题,还有一些人甚至会态度强烈地否认自己有记忆问题。

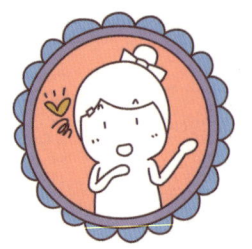
外婆是在84岁的时候开始有痴呆的迹象的。她的记忆也停留在这个时候。不过外婆生性乐观,就算得了痴呆也一样。家里有时候来客人,看到外婆身体很好,就会问她:您今年高寿呀?外婆总是俏皮地回答:我今年48岁,我以后也一直是48岁!我们都觉得她很棒——虽然她得了痴呆,不过反应还是很机敏,多酷呀!

4. 社交能力退化

很多社交是要依靠记忆的。礼貌和其他社交行为是需要学习的。我们学习如何与人有礼貌地交流,我们学习在公共场合的举止行为。但是,痴呆患者会忘记这些东西,也会逐渐丧失社交礼仪。有的人会言语唐突,有的则会行为不当,即使是以前最有礼貌的人也会受到影响。

记忆对生活的影响如此深重,而丧失记忆给人带来的恐惧感,就像我们去银行取钱却发现所有存款不翼而飞了一样。只有了解记忆丧失给患者带来的强烈感受,您才会感同身受,同情她的处境,并在照护过程中给予她理解、耐心和支持。

帮助她记忆

让痴呆患者的大脑恢复记忆是不太可能的事情。但是,您依然可以帮助早期痴呆患者保留她的记忆,让她少一点失落感和恐惧感。她的近期记忆虽然会丧失,但是远期记忆,也就是很久以前发生的对她有意义的事情和她很早就学会做的事情的

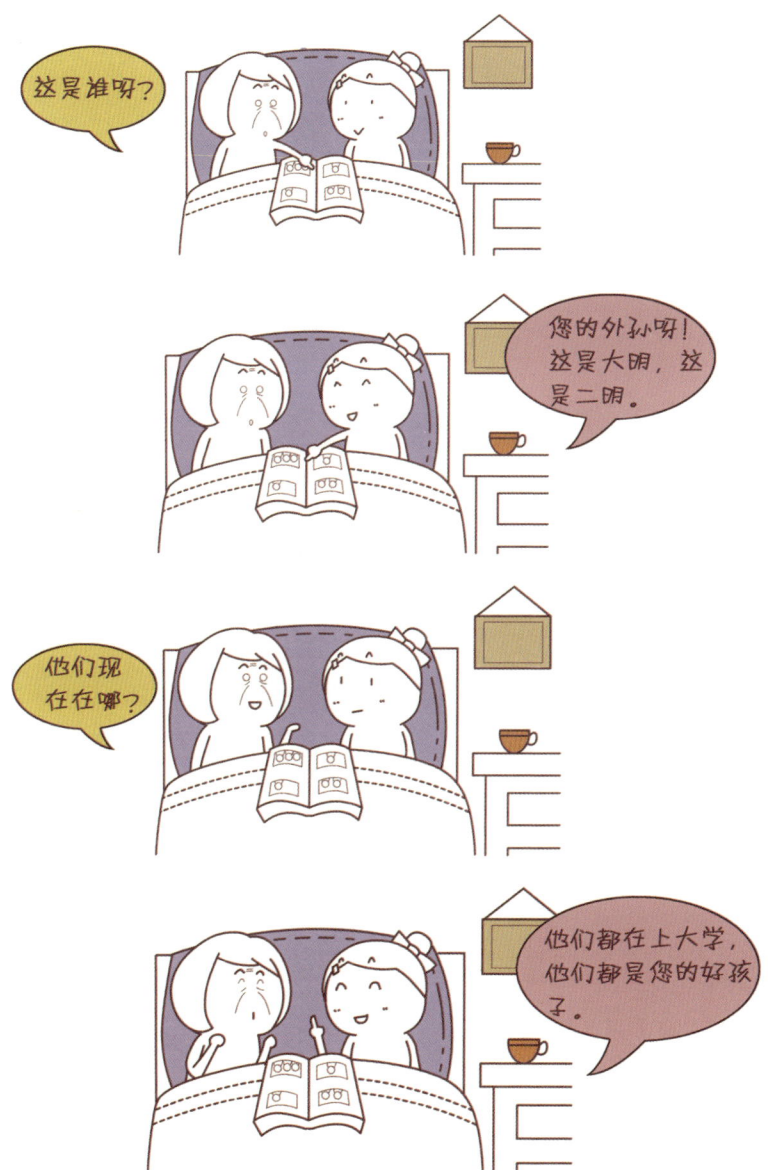

记忆，还是能保留得比较完好。

因此在这个阶段可以尝试很多方法来帮助她记忆。请记住，这可能是您帮助她回忆有意义的人生的最后机会了，不要浪费这个机会！

> 这可能是您帮助她回忆她有意义的人生的最后机会了，不要浪费这个机会！

- 花时间和她相处，陪她说说话；
- 找出家里的老照片，陪她一起欣赏；
- 和她一起制作记忆剪贴簿，包括她和亲人的照片，以及照片的说明；
- 家庭聚会的时候，让她多和亲人合照，然后做成相册，并注明这是她和儿子，或者是外孙一起拍的照片；
- 如果她想回忆以前发生的事情，耐心倾听她的故事。不需要纠正她，安静地听，不时点头附和她，就可以了；
- 如果家里还保存着您写给她的情书，或者过去的日记，您可以念给她听；
- 给她看孙辈孩子画的画；
- 给她做一个漂亮的储物盒，用于存放对她和对您来说有特殊意义的物品，比如她最喜欢的珠宝、您送给她的礼物、她的日记和书信、她给孙子织的小毛衣、她最喜欢的香水等等。您还可以把物品背后的特殊意义写成故事。

在未来漫长的照护岁月中
当您沮丧的时候,看看储物盒里的宝贝
还有那些温情的故事,您会相信,爱依然存在
就算那时她不再认得您,她也是爱您至深的亲人

改变和她的交流方式

随着时间的流逝,您会发现您照顾着的患者讲话和以前会有所不同。她需要更多的时间找到合适的词儿来表达她的意思,有时就是找不到她想说的词儿,或者干脆说错。其实她知道自己想说什么,但就是不知道怎么说。当语言表达发生问题时,她和其他人的交谈也就出现了困难。这会让她感觉十分懊恼和尴尬,并有一种受挫感,开始退缩。甚至有时候她会因为找不到词儿而发脾气。

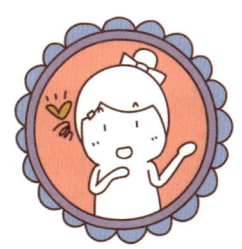

澳大利亚有一位名叫克里斯蒂的女患者,她在46岁的时候被确诊为阿尔茨海默病。她用写书的方式,记录着她独特的个人经历。对于家人和朋友怎样可以和痴呆患者沟通,克里斯蒂说出了自己的心声——

- 请给我们说话的时间,等待我们在乱麻成堆的脑底里搜寻到自己想要使用的词汇。请尽量不要打断我们的话语,只要耐心倾听就可以。如果我们不知道自己说到哪里,请不要让我们觉得难堪。

- 请不要催促我们做什么，因为我们思考或说话不够快，没有办法让您知道我们是否同意。请尽量给我们作出回应的时间，这样才可以让您知道我们是否真正想做这件事。
- 如果您希望与我们交谈，请想出一些交谈的方法，不要问一些可能惊吓到我们、或者让我们感觉不舒服的问题。
- 如果我们忘了最近发生的某件特别的事情，请不要以为我们没心没肺。只要给我们一点提示就好了，我们可能只是想不起来。
- 您也许能帮助我们回想起刚发生的事儿，也许不能。请别为难您自己。如果我们脑子里彻底没有这件事儿了，那我们是真的没办法想起来了。
- 如果要和我们说话，请尽量避免背景噪声。如果电视机是开着的，请先把电视机关掉。
- 如果有小孩在旁边，我们会很容易感到疲倦，因此会觉得很难把注意力集中在谈话和倾听上。最好是每次只有一个小孩，而且环境中没有噪声。

读了克里斯蒂的心声，您就能够明白，您再也不能指望您和痴呆患者之间还和过去一样保持双向和平等的交流。

为了更好地和她沟通，您可以尝试着这样来做——
- 让她知道您正在聆听，并且试图理解她想讲的话；
- 保持良好的眼神交流，让她看到您很关心她，也很关心她想表达的意思；
- 给她充足的时间思考并描述任何她想要的事物，仔细地聆听，不要打断她；

- 避免批评、纠正或者争论；
- 如果她用错了词儿，或者不能找到一个合适的词汇来表达，尽量猜测她想要表达的词汇；
- 如果您不能理解她的话，可以让她指给您看；
- 必要的时候帮助她。如果您能猜出来她想表达哪个词，那就告诉她吧。不要强迫她一定要把词说出来。当她可以用一些短语表达一些说不出来的词的时候，您也要积极回应；
- 如果她觉得很好笑，那就跟着她一起笑吧。疾病是痛苦的，但是仍然有快乐的时刻。珍惜任何可以快乐的机会；
- 总是从正前方接近她，亲切地称呼她。这有助于吸引她的注意力，也不会一下子吓到她；
- 使用简单的词汇或者句子，和她说话的时候，您需要语速缓慢、声音清晰；
- 一次只问一个问题，然后耐心地等待她的回答。她需要更多的时间来组织语言回答您；
- 不要考验她的记忆。不要总是问："你记得吗？"这会令她沮丧，因为她很可能再也不记得了；
- 如果她问您什么，您要给她一个简单明了的回答，避免使用冗长的推理或说服，这会让她更糊涂；
- 如果她跑题了，那就不动声色地把她拉回到正题来，而不要让她意识到自己出了问题；
- 在和她交流的时候，判断哪些技巧是成功的，记下来。以后您会用得上呢！

玛丽亚是美国很有名的电视节目主持人,她的父亲是个阿尔茨海默病患者。玛丽亚说,是她的父亲启发她建立一种全新的交流方式。有一次她和父亲在院子里,父亲问她说,你听到有水流的声音吗?玛丽亚细听,说,没有呀,那是外面马路上车流的声音。父亲又说,不,那是水流。玛丽亚反驳说,不,是车流的声音。

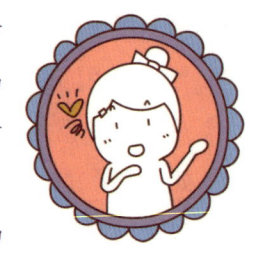

就在这时候,玛丽亚突然醒悟过来——等一等,我为什么一定要和父亲争论是水流还是车流的声音呢?这难道很重要吗?

于是她对父亲说:啊,我真的听到水流的声音了,这声音好美呀!

父亲很愉快地说,是呀,好美的,我真喜欢水流的声音!

玛丽亚回忆说,那一刻让她感觉如此安宁和充满爱意,从那儿以后,她再也不去纠正父亲。

关心她还喜欢做什么、还能做什么

痴呆会影响患者生活的方方面面,包括她的认知或思考能力。痴呆也导致意识模糊和注意力丧失。随着痴呆的进展,患者做事情和处理事情的能力会逐渐下降,直到被完全摧毁。

但是在痴呆的早期,患者仍然保持着许多做事情的能力。而您很重要的一个任务,就是发现怎样才能把她剩余的能力发挥出来,让她仍然拥有生活的信心和满足感。

我们在工作中发现，中国的痴呆家庭照护者普遍会发生"过度照护"的问题。当家人得知老人得了痴呆，就以为她什么都做不了，所以一切全权代劳。可是这样反而导致患者的日常生活能力急剧退化，增加家庭的照护负担。

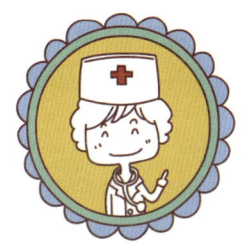

孙叔叔的老伴儿被诊断出早期的阿尔茨海默病。孙叔叔对她不离不弃，不管是老朋友还是老同学聚会，孙叔叔都会带着老伴儿一起参加。孙叔叔喜欢摄影，每次聚会回来他都会把拍摄的照片做成相册，让老伴儿在一旁看着他做。孙叔叔也会开车，所以每个周末都会和孩子一起带老伴儿去郊外游玩放松。

不过孙叔叔也有个问题，就是把老伴儿照顾得太细致了。他只让老伴儿在一边看，却不让她直接动手做。我们发现，阿姨这时候能力其实保持得还不错，就是缺少锻炼的机会。于是，我们就建议孙叔叔放手让老伴儿尝试着做一些她喜欢做的事情。比如，阿姨年轻的时候喜欢写东西，她现在就可以试着记日记。

刚开始并没那么顺利，因为阿姨容易忘事儿，一天下来觉得也没什么事情好写。孙叔叔也着急，说老伴儿总是写不好。这时候，我们就告诉孙叔叔，只要她写就好，因为她还在动脑筋；我们不能指望她记住所有细节，因为都记住了，她也不是阿尔茨海默病患者了。我们建议孙叔叔，可以在阿姨写日记的时候在一旁陪伴，帮助她回忆一些情节。哪怕她写出来几句话或者一段文字，就已经很好了。

就这样,阿姨在孙叔叔的提示下,真的写起日记来。每次写好一篇,她都觉得很有成就感,孙叔叔在一旁也特别高兴。

正确的做法应该是,关心她还喜欢做什么、还能做什么,鼓励她去做,您只是在一旁协助她,在她真正需要帮助的时候再伸出援手。您要做的是,事先帮助她计划好每天要做的事情,把事情简化,程序也尽量简单些。早期痴呆患者还是有能力处理基本的日常生活的。

周阿姨和她的老伴儿结婚四十载,感情一直非常好。老伴儿被诊断出阿尔茨海默病后,周阿姨就当起了家庭护理员。刚开始,周阿姨揽过所有家务事,每天都要从早晨一直忙到晚上。她的老伴儿虽然记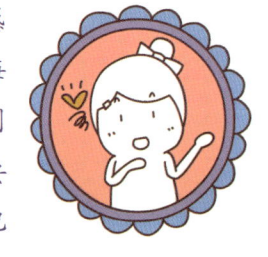性已经很不好了,但是他看得到周阿姨的忙碌和辛苦。有一天,他慢慢地对周阿姨说,我也想帮你做点什么,我可以做的。

周阿姨说,当听到老伴儿这句话的时候,她的眼泪一下子涌了出来。那一刻她觉得自己所有的辛苦都是值得的。

就这样,周阿姨开始带着老伴儿做家务。每天周阿姨负责烧饭,叔叔就负责盛饭、摆筷子、洗碗。周阿姨出去买菜、买米,叔叔就跟着一起去菜市场,帮周阿姨拎回来。周阿姨洗了衣服,叔叔就帮助她把衣服晾起来。有了叔叔帮忙,周阿姨再也不像刚开始那么辛苦了;而且,叔叔在很长的时间里,一直保持着做事情的能力。痴呆虽然慢慢摧毁着叔叔的记忆,但是永远摧毁不了他们之间的深情厚意。

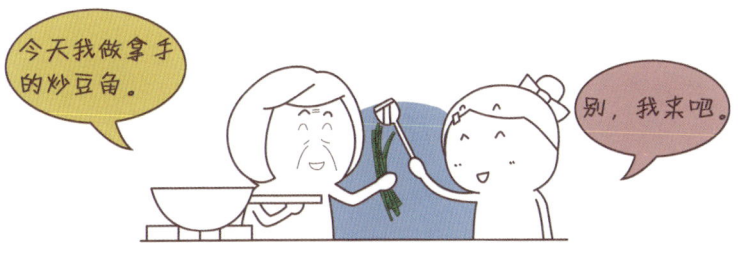
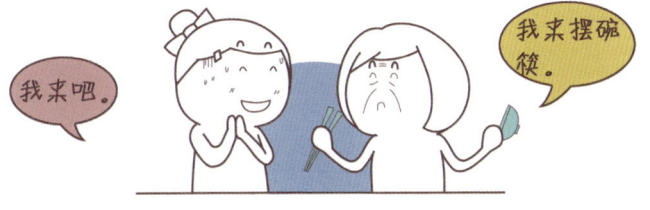
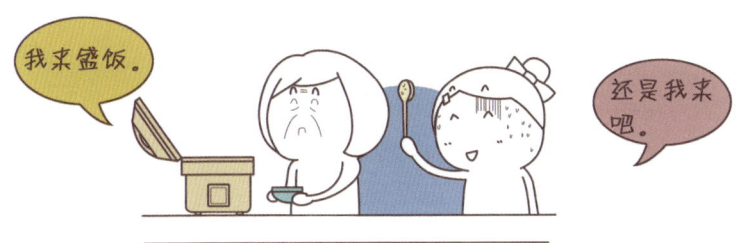
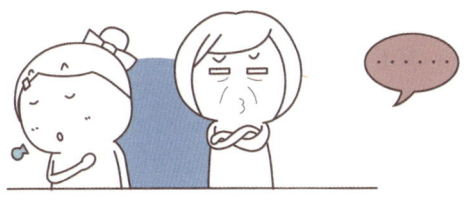

安排每天的活动

在为痴呆患者安排每天的活动时,有两个要点是需要您铭记在心的——

1. 永远关注她的需求

您为她安排的活动应该适合她的能力,而且符合她的兴趣。对她特别喜欢做的事儿,要给予特别的关注。

2. 积极、耐心、鼓励、轻松的态度

您要鼓励她的自我表现,让她意识到自己是有用的,而且是被亲人需要的。您要关注的是活动过程,而不是结果。不要批评或者纠正她,而是要在她活动的时候提供支持和监护,协助她完成活动中有困难的环节。

日常活动的类型分成两大组别:一类是常规的患者个人护理,比如每天要起床、穿衣、刷牙、梳洗、吃饭、散步、个人卫生等等;另一类是根据患者的能力和喜好,为她安排一些家务事,比如做饭打下手、洗衣服晾衣服,打扫房间等;或者是发展个人兴趣活动,比如音乐、艺术、阅读、写作以及身体锻炼。

另外,您也需要为她安排一些社交活动,不要让她过与世隔绝的日子。时而和老朋友聚会,时而走亲访友,或者到外面就餐。要保持她和外部世界的接触。

下面是一张日常活动的清单,用来激发您为心爱的她安排活动的灵感。您可以选择其中的内容列入您的活动表,更可以添加您觉得她还能做的活动项目进来!

日常活动清单

日常个人护理			
1	挑选她自己喜欢的衣服	2	穿衣服
3	刷牙	4	安装义齿
5	洗脸	6	梳头
7	打扮自己	8	吃饭
9	喝水	10	上厕所
11	洗澡	12	洗私处，洗脚
13	拆卸义齿	14	清洗自己的义齿
15	药浴泡脚	16	
17		18	
19		20	
21		22	
23		24	
25		26	
27		28	
参与家务活动			
1	洗小件衣物	2	使用洗衣机
3	晾衣服	4	做简单的饭菜
5	淘米、洗菜	6	拌凉菜
7	摆放碗筷	8	洗碗，擦碗，放到碗柜
9	擦桌子	10	给花浇水
11	收衣服，叠衣服，放进衣柜	12	扫地
13	用吸尘器吸地	14	更换床上用品，换枕套、被罩、床单
15	给沙发靠垫换"衣服"	16	做面条

17	做煎饼	18	用电饭煲蒸米饭
19	擦家具	20	倒垃圾
21	给垃圾桶套上垃圾袋	22	带她出去买她喜欢吃的菜
23	带她去喜欢的菜馆吃饭	24	
25		26	
27		28	
29		30	
31		32	
33		34	

兴趣活动,其中很多都是不错的认知功能训练呢!

1	听音乐	2	唱歌
3	弹琴	4	看书
5	看报纸	6	读报或者读书
7	看电影	8	看电视节目(不过时间不要太长)
9	写日记或随感	10	回忆往事,让她多讲,您倾听就可以
11	按图填色	12	画画
13	十字绣	14	打牌
15	按照数字顺序整理扑克牌	16	用扑克牌玩算数,或比大小
17	玩象棋	18	玩五子棋
19	玩跳棋	20	看老照片,辨认家人或老朋友
21	喝下午茶,吃小点心	22	画图猜词游戏
23	画一棵家庭树	24	看地图,识别家乡、省份、大城市

25	玩简单的拼图	26	练习书法
27	清洗画笔	28	打电玩，Wii、任天堂游戏
29	用电脑收发邮件	30	做笔记
31	用记事本记下常用亲人的电话号码	32	给孩子打电话
33	去老朋友家聚会	34	邀请好朋友来家里聚会
35	陪她聊天	36	让她帮着照顾家里的小宠物
37	过节的时候给孩子们写贺卡	38	
39		40	
41		42	
43		44	
45		46	
47		48	
49		50	

身体锻炼和户外活动

1	散步	2	做操
3	站桩	4	打太极
5	跳舞	6	跟着您做自我头部按摩
7	敲胆经	8	拍手，甩手运动
9	身体伸展运动	10	去公园
11	去远郊风景区呼吸新鲜空气	12	爬山
13		14	
15		16	
17		18	
19		20	
21		22	
23		24	

您要尽量鼓励她来独立完成她有能力做的事情,在她需要的时候才提供帮助。提供帮助的时候,您可以不动声色地悄悄进行,以免打击她的自尊心。痴呆早期患者一般都能听从别人的建议。

不过,有一些关键活动需要您来主导,比如您要监督患者服药。另外,一旦确诊为痴呆,患者就不能开车了,因为他们在紧要关头的反应能力已经下降,而且有可能因为定向障碍而找不到正确的道路。这是需要您来说服患者的,必要时可求得医生的帮助。

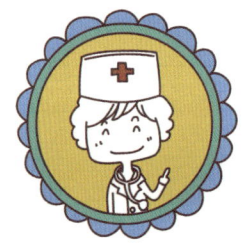

汤姆是从事阿尔茨海默病研究的美国人。他的父亲也被诊断出了阿尔茨海默病。美国人凡事都喜欢自己动手,老父亲也不例外,虽然得了痴呆,但还是坚持要自己开车。家人都觉得他开车实在是太危险了,可是老人就是拿着车钥匙不撒手,一定要自己开。家里人都拿他没有办法。

汤姆明白,父亲坚持要自己开车,无非就是希望能得到一份肯定,觉得自己还是一个有用的人。如果直接和父亲讲您现在开车很危险,对于父亲来说是很难接受的。汤姆同时也很清楚,虽然痴呆患者认知能力会下降,但是他的情感感知能力却能保存得很好,父亲依然能够感觉到家人的爱和关心。

于是,汤姆没有去和老父亲讲道理,而是很温和地对父亲说,老爸,您看您自己开车多累呀,今天就让我帮您开车吧!

老人就这样乖乖地交出了车钥匙。一直到晚期,汤姆一直用这样的方式和父亲交流,让父亲感知到儿子的真心关怀。所以父亲和他的感情是最好的。虽然他们不住在一起,汤姆平时工作忙,回去看望父亲的次数也有限,可是每次他回家,父亲看到他都非常高兴和安慰。

音乐和艺术活动

来自美国的一份研究报告显示,即便痴呆患者无法识别亲人的音容笑貌,但是他们还能时常哼唱那些曾经对于他们具有特殊意义的歌曲或旋律。科学家认为,听音乐有助于刺激失去的记忆,甚至能修复部分损失的认知功能。因此,音乐一直是痴呆非药物治疗中被重点推荐的活动。

艺术活动,比如绘画或者观看艺术作品,也有类似的效果。虽然一些痴呆患者画出来的作品和儿童画一样笔触简单,但他们在参与这些艺术活动的时候会表现得愉快而平和。在法国,阿尔茨海默协会的志愿者们还陪伴轻度认知障碍和早期痴呆的患者去参观卢浮宫,享受艺术的美感。

您也可以试着用音乐和艺术活动来为您心爱的亲人增添快乐——

- 选择那些让她听起来感觉熟悉又愉快的音乐。鼓励她在享受音乐的过程中加入动作,比如随着节拍鼓掌或者跳舞;
- 试着把音乐与其他怀旧活动联系起来,比如,在熟悉的旋律中,用老照片帮助她回想愉快的往事;
- 音乐唤醒失去的记忆意义非凡,令人快乐;但是我们也必须知道,音乐也有可能引起某些令人不快或辛酸的感情和记忆。如果您发现她听了某些音乐表现出悲伤，那就不要再播放这些音乐；
- 让她有充足的时间去完成自己选定的艺术活动，比如书法、绘画。早期痴呆患者一般只需要基本的引导和帮助就可以完成，而不需要过多的干预和指导；但是，中期患者就需要您多花些时间陪伴她，不管她画成什么样儿，您都要鼓励和赞扬她；
- 确保她使用的材料很安全，避免使用有毒的物质和尖锐的工具；
- 她并不需要一次就完成整个作品。如果她认为已经完成了，那么活动就可以结束了。请记住活动的目的可不是培养艺术家！

给她一个舒适安全的家

一个舒适安全的家对痴呆患者十分重要，也是一种极大的支持。随着患者认知能力和身体功能的逐步下降，您必须采取措施去适应她变化无常的未来。所以，在她还处于痴呆早期的时候就开始做吧，这样她还有足够的时间来适应您为她精心安排的居家环境。

1. 布置一个简单清爽的家，避免她在日常生活中受伤

- 把她经常使用的最喜欢的沙发、椅子和其他物品放在固定的地点，不要轻易挪动；
- 合理摆放家具和家居物品，把落地灯、杂志架、小茶几之

类占据空间的小件物品移走，腾出更多空间给她，保证她经常走动的区域畅通无阻；
- 把不是每天都用的散落在房子里的物品收拾起来。环境里太多杂乱的东西容易让她糊涂，或者心烦意乱；
- 安装步入式淋浴，在淋浴间和浴缸边都安装扶手，这样她可以自由安全地移动。步入式淋浴不仅适用于痴呆患者，也适用于所有老年人，以降低洗澡时滑倒的风险；

> **步入式淋浴不仅适用于痴呆患者**
> **也适用于所有老年人，以降低洗澡时滑倒的风险**

- 确保家里的地面——包括地砖、地板——都是防滑的；如果不是，尽量换掉；
- 如果家里地上铺着松动的小块地毯，移走它们，以防她跌倒或滑倒；
- 如果家具带尖锐的边角，尽量换成柔和线条的，以免她活动的时候碰伤或者划伤。

2. 适应她的视觉缺陷

随着病程发展，患者的视觉可能发生变化。她区分颜色的能力会下降，有时候也难以理解看到的事物。您可以尝试这样来做——

- 在门口、房间、楼梯和浴室之间的过道区域增加光源，让整个家的光线明亮而均匀。光线不均匀有时会让患者难以辨别方向；

- 在卧室、过道和洗手间使用夜灯,防止意外发生并减少迷失方向的概率;
- 把镜子安置在不会产生反光的地方;
- 用窗帘遮挡强烈的阳光;
- 不要使用暗色的毯子,因为对有的患者来说,暗色的毯子看起来像是一个洞;
- 增加各个房间的光照量。黑暗和阴影可能会让她感到惊慌。您可以在每个房间站在各个角度观察,确保墙角处或墙壁上没有阴影。您可以在一天的不同时间都做一下这项检查。

3. 限制使用危险物品

早期痴呆患者虽然还保留着活动和做家务的能力,但是切记不要让她去做超出她能力范围的事情,否则可能导致她自己或者他人受伤。另外,有些危险工具必须限制使用,以免发生意外。

- 不要让她使用锋利的刀具、锯子、电熨斗、搅拌机、电动工具、老鼠药、杀虫剂、消毒液等等。这些东西都要收藏在她不容易找到的地方,而且上锁;
- 如果她还能使用小家电,那就让她使用有自动关闭功能的小家电,比如电热壶、烤箱、微波炉等等。她使用这些小家电的时候,您需要在一旁监控,以免她被烫伤。一切要以安全为前提。当疾病发展到她没有能力使用这些小家电的时候,您需要把它们放在她碰不到的地方;
- 如果她在做饭的时候开始乱放调味品、忘记关炉火、或者

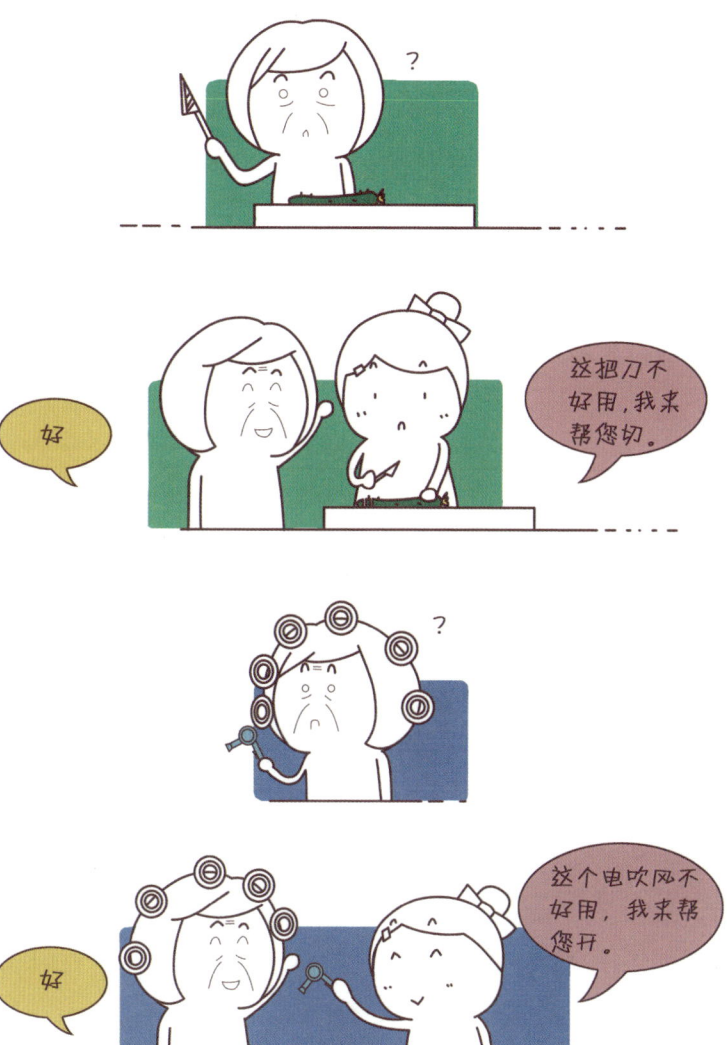

把塑料碗盆放到火上去，那就意味着她已经不能独立做饭了，至多帮您打下手。您要记得，在不烧饭或者把她独自一人留在家里的时候，要把煤气或天然气的总开关关掉，把电炉、电饭煲、烤箱等物品的电源也要拔掉，并把电源总闸里控制这些电源的开关关闭；
- 不要在浴室放置电动剃须刀或电吹风之类的电器，减少触电的风险；
- 家里的药品要收在安全的地方，以免她误服药物。您需要监督她每天的服药。如果患者可以搞明白的话，可以在药盒里放上她一次定量的药物，再配一个定时小钟提醒她服药；
- 检查家里的灭火器和烟雾警报器。

4. 限制进入危险地点

痴呆患者进入家里的某些地方，或者独自离开家，可能有危险。您可以尝试着这样来防范——
- 阳台应该用铝合金或塑钢做成封闭的，避免她因为要晾衣服或者探身出去够什么东西而发生意外；
- 把房间和浴室的锁卸掉，这样她就不会把自己反锁在里面了；
- 如果你们居住在独栋或者联体别墅，需要使用推拉门或折叠门，那就把车库、储藏室的入口隐藏起来；
- 将门锁安装在她不容易看到的地方，防止她在游荡的时候走出屋子。这在痴呆的中期更加重要。

饮食和营养

一般说来,早期痴呆患者在吃饭方面不会有困难。不过因为这个阶段她已经有记忆方面的问题,所以很难独立安排食谱、买菜和烧菜做饭。

这个时候您需要去菜市场或超市采购食物,并担当起家里的厨师。当然啦,您可以雇佣小时工来帮您做菜,也可以看看您所居住的社区有没有食堂或小饭馆,能提供送饭上门的服务。

另外,您要时常检查冰箱,检查里面的食物是不是已经过期,或者已经变质。

早期痴呆患者还不需要每时每刻的看护。如果她吃饭的时候您不在她身边,您需要在回家后检查一下她是否已吃饭,或者在吃饭的时间给她打电话,问她吃的是什么。如果她告诉您她吃的东西是您知道家里没有的食物,那可能是一条线索,意味着她可能需要您更多的帮助。您可以请邻居在午饭的时候来家里看看,也可以安排社区食堂或者送餐公司把饭送到家里。

您要记得的是,在这个阶段,您需要充当营养师的角色。痴呆患者有可能会发生食欲不振或饮食过量的情况,这在疾病的中期和晚期会更加严重。所以每天吃什么东西,吃多少分量能保证她的营养,是需要您精心思量和安排的。

为了她的身体健康,我们建议您采用以植物性饮食为主的营养策略,多吃五谷杂粮和当地新鲜的时令蔬菜,适量吃水果,尽可能少地摄入动物蛋白质和奶制品,并降低食用油的使用。这样的饮食结构能帮助她降低罹患心脑血管疾病的风险,保护脑细胞,对延缓痴呆发展有很大的好处。

照顾好您自己！

照顾痴呆患者是漫长而辛苦的工作。绝大多数的家庭照护者都或多或少感觉压抑、紧张、焦虑、烦躁、生气、悲伤、失落、挫折。这些都是太正常不过的感受，这份情感的起伏只有自己亲身经历过，才能真正体会和理解。

我们给您的忠告是，从您成为痴呆家庭照护者的那一天起，就要把自己的身心健康放到重要的位置上，这样才能让自己在未来漫长的岁月里从容面对疾病挑战。

我们建议您从现在起就这样来做——
- 每天为自己留出休息时间，保持身体健康；
- 不要放弃您喜欢做的事情。您如果喜欢听音乐，那就继续听；喜欢锻炼，那就继续保持锻炼的习惯；
- 保证充足的营养，每顿饭都好好吃。适合痴呆患者的饮食营养策略同样也适合您；
- 保持平和坦然的心境，过好每一天；
- 料敌于先，提前做计划，同时制订备用计划。当您在照护过程中感到尽在掌握时，就会减少手忙脚乱的情形，对自己和患者都更有信心；

- 保持积极乐观的心态，凡事多看好的一面。记下来在照护过程中您和她之间发生的有趣或者感人的事情。在未来的岁月中，这些点点滴滴的快乐会成为支撑您的强大力量；
- 多和亲人、朋友交流，寻求他们的支持和帮助。与他们分享您的感受，听从他们友好的建议，对他们的理解、支持表示感谢。

> 每天记录下您和她"今天最快乐的一刻"
> 它们将成为您生命中珍贵而温情的回忆

中期痴呆患者照护训练

- 了解您的对手！
- 再次吹响集结号！
- 调整和她的交流方式
- 日常照护
- 应对问题行为
- 怎样挑选养老机构
- 迎接下一个阶段来临

了解您的对手！

在痴呆的中期阶段，疾病会给您心爱的人带来更多的变化。您需要了解这些变化意味着什么，以便您帮助她尽可能地享受舒适和有尊严的生活。

痴呆的中期阶段

中期阶段可能延续2～10年的时间。大脑在中期阶段会受到更多的损伤。她的记忆丧失不会有所好转，而是反其道而行之，让她变得更加迷糊。她身体的功能也在慢慢衰退。不仅如此，这个期间她会出现更多让人难以理解的行为变化，成为中期照护中最难应付的问题。在疾病早期阶段的策略和计划到了中期可能不再奏效。在这个阶段，您心爱的人已经需要有人时刻陪伴。

记忆丧失愈发严重

在痴呆的早期阶段，您可以给她留便条来提醒她吃饭；您可以给她打电话，告诉她检查炉具，确信她已经把火关掉。只要您不时地检查，她还是能够独自一人呆一段时间的。

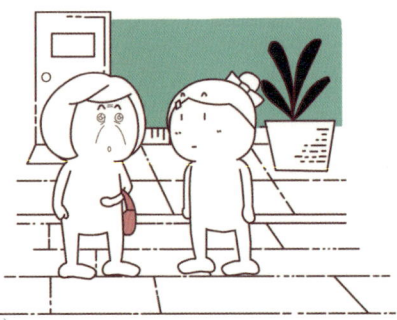
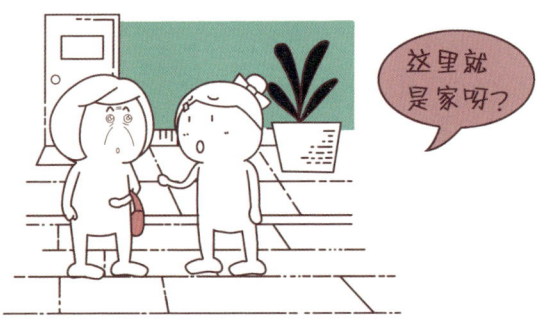
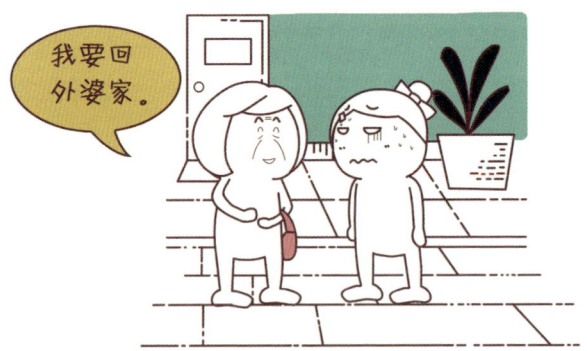

但是，这一切在中期阶段就没有一项再适用了。她短期记忆的衰退，意味着她不再能够像过去那样读书看报、看懂提示，也不能像以前那样把想法写下来。她的日常生活能力会下降，可能连刷牙、吃饭、洗澡这样简单的事情也需要您的帮助。

而她的长期记忆也受到疾病的损害。她的世界越来越模糊。随着记忆力下降，她可能会虚构故事，无法辨认亲人，甚至觉得她的丈夫或孩子是陌生人。

> 在痴呆中期阶段，她的记忆丧失会变得更加严重！

您可以看到的其他变化

她可能一遍又一遍地絮叨一件事儿，一遍又一遍地问同一个问题；她可能说让人难以理解的话；她会为洗澡之类的事儿和您争吵；她会焦躁不安，总是在房子里到处走来走去，有时候会闹着要"回家"，其实她已经呆在家里了。

她还可能在一天的傍晚时刻变得紧张和易怒。她可能发脾气，难以平静。这种情况被称为"日落综合征"，因为它发生于一天中的日落时分。

她的行为问题也会在这一阶段愈发明显地表现出来。当您帮助她洗澡或穿衣时，她可能总想推开您。在您护理她的时候，她可能开始吓唬您或诅咒您。她有时候会表现得气急败坏，可能总想骂您或者打您。随着疾病的恶化，她将无法辨别真假是非。她可能认为她在电视节目中看到的画面是真实的，或者电视中的人就在她的房间里。她可能开始发生幻觉，看到或听到根本不存在的事情。另外，她还可能认为家人在偷她的东西，或者认为您在欺骗她。

> 请记得，她的行为变化是由大脑损伤引起的
> 她已经无法控制自己的行为！

中期阶段的衰退也是渐进的

痴呆的中期会延续比较长的时间，患者在记忆力、认知能力和日常生活能力方面的下降也是逐渐发展的。医学上把痴呆中期也进行了分级，并且归类出患者在不同阶段的典型症状。

在中期阶段的前半程，患者不能回忆起生活中的重要事物，比如家庭住址、电话号码，或者以前就读的中学和大学的名称。她会搞不清楚时间、日期、星期和季节，也搞不清楚自己身在何处。她做最简单的算术也有困难。她会记得自己的名字，也知道老伴儿的名字，但是不一定能记得儿辈的名字，更记不清孙辈的名字。这个时期她上厕所或者吃饭，还不至于需要旁人的帮助。

但是在中期阶段的后半程，患者的记忆力困难越来越严重，性格和行为问题会凸显出来，日常生活已经需要他人的帮助。

她会忘记大部分最近发生的事情，无法完整回忆自己的过

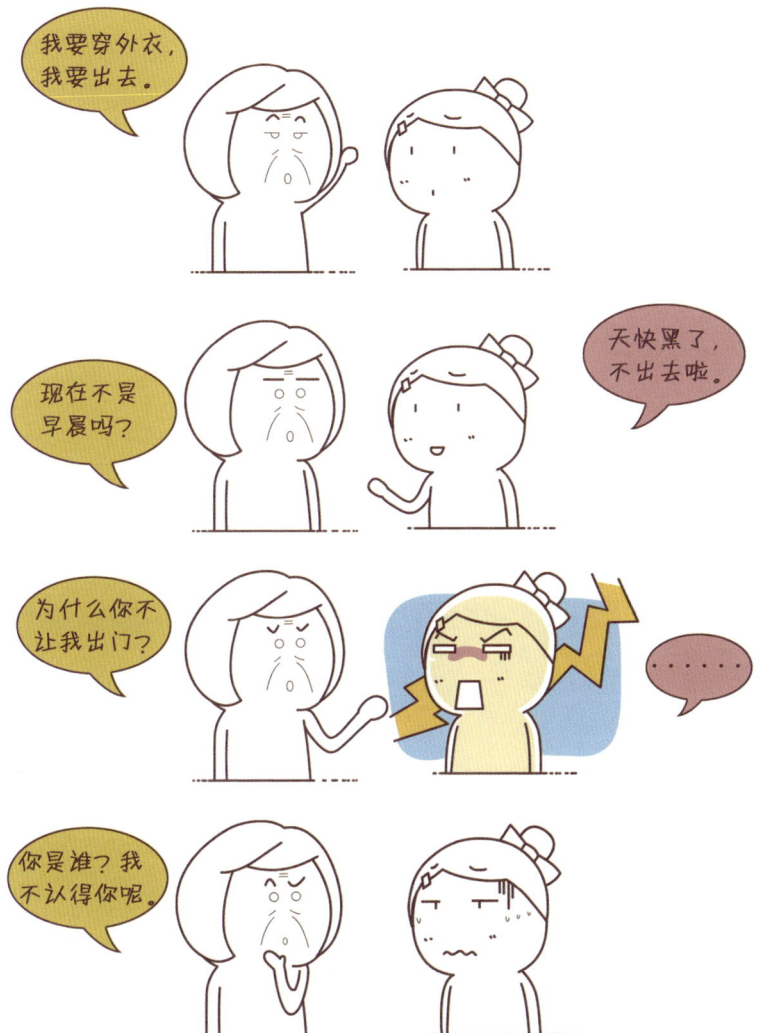

往经历；她记不清儿孙的姓名，有时也会忘记自己老伴儿的名字，不过她还能辨认出熟悉的面孔。她需要他人帮助才能穿上合适的衣服。她会出现昼夜生活规律的紊乱。这个时期她上完厕所，已经需要有人帮助她冲洗马桶，擦拭，或者正确处理卫生用品。有时她会发生小便失禁。

　　这个时期她会出现行为和人格的改变。她会变得多疑并产生错觉，觉得照顾她的人是骗子。她会有很多强迫性和重复性的行为，比如持续地重复洗手或者撕碎纸张。她会无目的地来回走动，迷失方向。而这些仅仅是诸多行为问题的一部分。

再次吹响集结号!

就像您参加一场马拉松比赛,需要教练、队医、后勤还有啦啦队的支援一样,您要和痴呆长期作战,也需要集结您的特殊团队。

您的特殊团队将包括医生、家人、朋友、居家护理员或家政服务员、社区工作人员,以及您能找到的支持团体。有些医院定期举办患者家庭俱乐部,那里是您接收关于疾病的最新信息、学习照护方法、分享经验和教训,以及表达您内心感受的地方。

在这个阶段,您需要根据患者的病情,作出重大的决定,比如——

- 您是否需要雇佣居家护理员或者家政人员,上门帮您一起来照顾她?
- 如果您是患病老人的子女,您是否需要搬到她那里和她一起住并照顾她?或者,让她搬到您的家里,让她和您同住?
- 您是否需要花钱把她送到养老院或者老年护理院接受长期照护?

中期痴呆患者,已经不能独自安全地生活!

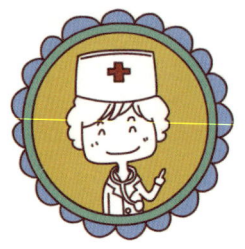

有个朋友的父亲在外地生活,两三年前在当地医院被诊断出阿尔茨海默病。当时医生做完诊断,开了处方,但是对这种疾病的宣教做得不是很充分,因此家人对阿尔茨海默病、对治疗的方法了解得非常有限。患者开始服药后有一些不太舒服的反应,家人就认为这是药物引起的,于是给老人停了药。

就这么过了几年,老人已经开始出现迷路的情况了。这位朋友于是带着老人来到我们门诊。我看到他的父亲时,老人的表达能力已经很差了,按照我们临床评估,肯定是中度以上的痴呆了。

这位朋友和家人心里很难过,他们不相信老人已经衰退到这种程度了。在他们心里,痴呆就和疯了傻了没有分别,因此心理上难以接受。

当我和他们沟通的时候已经明白,这家人对这个疾病了解得太少了。如果我们还和当地医生一样仅仅简单地开一点药物,那肯定不会有良好的干预结果。最重要的是,家人要了解这是一种疾病,而不是老人疯了、精神失常了。针对痴呆要治疗,针对心病也要去疏导。

> 家人要了解这是一种病
> 而不是老人疯了、精神失常了

于是，我给这位朋友建议，邀请他来参加我们的患者家庭支持活动。我告诉他，我们医院每个月都有一次患者家庭联谊。有相同经历、相同处境的人能在一起交流的话，他就能更深刻地认识阿尔茨海默病。其实诊断出来这个病并不可怕，还是有很多事情可以做的。

刚开始他对参加活动还有些疑虑，有隐私方面的顾忌。我鼓励他说，其实在这个俱乐部，每位朋友不用报你自己是谁，你愿意让别人知道你的情况也好，你不愿意让别人知道你的情况也没有关系，最重要的是你可以看到别人对这个病的认识，倾听别人的经验和经历。

他第一次参加俱乐部活动就感受到了震撼。在俱乐部里，很多朋友家的老人情况比他的父亲还要严重，可是大家仍然那么积极乐观地生活。那天回去以后，他就发给我一个短信：以前到医院只是去看病去拿药，没想到医生能为患者做这么多的事情，谢谢你们。他的短信让我也很感动，因为我们的工作得到患者家庭的认可，就是最大的慰藉。

家庭——痴呆照护的第一资源

一个痴呆老人影响的是整个家庭。正因如此，您需要把全家集合在一起，了解大家的想法，坦诚地讨论每个成员如何提供帮助，分担照护责任。

如果在早期阶段您已经和家人交流过照护负担会随疾病发展而逐渐加重，而且他们可能已经从早期就给予您不同程度的支持，那么您是幸运的。但是，如果您的家庭还没有建立这样的共识,请您一定抓紧时间,因为在痴呆的中期阶段,您需要的来自于家人、朋友和社区的支持要远远大于早期阶段。

您需要和家人讨论的问题主要包括他们能否从时间和财务上提供支持:

- 和您住得比较近的亲人,能不能定期过来帮您照看一下她,因为这时候他们的帮助对您而言就像救生员;
- 如果老人现有的退休金和存款不足以支付她的治疗和护理费用,子女是否能给予一些财务上的支持。

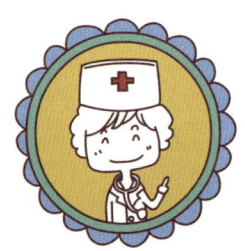

蔡阿姨和胡叔叔是黄昏恋,结婚后两人住在一起。胡叔叔的子女也都已经大了,建立了家庭。胡叔叔被诊断出阿尔茨海默病的时候已经是中度后期了,蔡阿姨就尽心尽力地照顾他。不过,蔡阿姨也要出门,不可能每分每秒都在家里守着胡叔叔。于是蔡阿姨就给胡叔叔的孩子们打电话,请他们过来帮忙。

刚开始的时候,孩子们不太能理解,觉得爸爸一点都不闹,您要出去就出去呗。所以就算他们过来帮着照看一下老爸,也多少有些不情不愿。

蔡阿姨很聪明。节假日是这个大家庭聚会的时候,孩子们都会来探望父亲和蔡阿姨。蔡阿姨在这个时候就让孩子们和他们的爸爸多接触,让他们体验一下痴呆患者的照护工作。两天以后,孩子们就彻底醒悟过来,明白了阿姨照顾爸爸有多辛苦。

后来孩子们都很主动地对蔡阿姨说,以后如果您什么时候想出门办事儿,您就提前给我们打电话,我们就过来照顾爸爸。

我们接触的一些患者家属，有的时候会抱怨说为什么没有人来帮我。其实家庭通常是痴呆照护的第一资源，毕竟家人之间的爱与亲情是无可替代的。关键在于如何与家人坦诚地沟通，共同为患病的亲人付出爱和关怀。

好朋友的支持也很重要

每个人都有自己的好朋友。有的好朋友是从小一起长大的玩伴，有的是一起读书的老同学，还有成年后在工作生活中结交的好友。在中国，很多社区是以单位为基础的，比如一个大院里居住的都是一个单位的同事，或者一个小区里有几个楼或者单元都是一个单位的。很多单位的老同事，几十年工作下来，彼此间结下深厚的友情。退休以后，他们仍然会经常聚会，或者一起结伴外出旅游，保持着社交的活跃。

我们的建议是，当您需要帮助的时候，也可以把好朋友当作重要的资源。中国有很多空巢家庭，当子女在外打拼、无法回家照顾父母，而老伴儿一个人也无法支持长期高强度的家庭照护时，好朋友的支持就显得弥足珍贵。

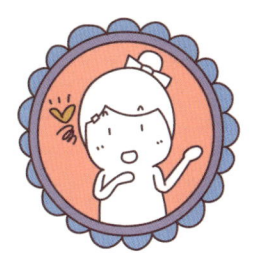

妈妈因为外婆得痴呆，而且我也从事痴呆领域的工作，于是她变成了一个痴呆义务宣传员。单位同事中哪个觉得自己记性不太好了，都会托她向我咨询：出现记忆问题应该怎么办？到哪个医院看病比较好？

妈妈有两个老同事是一对夫妻,阿姨以前得过抑郁症,叔叔得过脑瘤,最近都出现了明显的记忆问题。于是妈妈就让我先给他们两位老人做量表。我做了MMSE和摩卡量表测试,发现他们都比正常分低了一两分,于是建议他们去医院做全面彻底的检查。

阿姨这时候很担心,不过妈妈很会安慰人。她自告奋勇地说,什么时候你们要去医院,可以让女儿介绍个好医生给你们,到时候我也陪你们一起去。不要太担心,就算真的是痴呆,从早期到晚期还有很长时间呢,反正大家都住在一个小区,都可以彼此照应的。

那一刻,我很为自己的妈妈骄傲!

调整和她的交流方式

请记得，她的沟通能力会继续下降

在痴呆的中期阶段，她的记忆丧失会变得更糟，周围的世界对她而言会变得愈发迷糊。这一趋势将继续下去。她可能仍然知道她是谁，但对时间和所居住的地点已失去了意识。她可能认为现在是1985年，还住在她长大的那条小街。如果您去纠正她的错误，只会使她气急败坏。

这个时期，她只能理解很简单的语言，她不再能够照办3步以上的指示。比如您对她说："妈妈，您把盘子从饭桌上拿走，放到厨房的水池子里，然后把碗洗干净。"这句话包括了3个动作：1.把盘子从饭桌上拿走；2.把盘子放到厨房的水池里；3.把碗洗干净。当您一连串地把事情交代给她，而她的反应可能只是拿起盘子却站在那里不动。为什么？她已经忘记了您要求她做的后两步。

这意味着您需要用更简单明了的句子和她讲话，而且每一次，您只让她做一件事。您可以这样说：妈妈，您把盘子先拿起来；等她做完这个动作，您再接着告诉她：妈妈，您把盘子

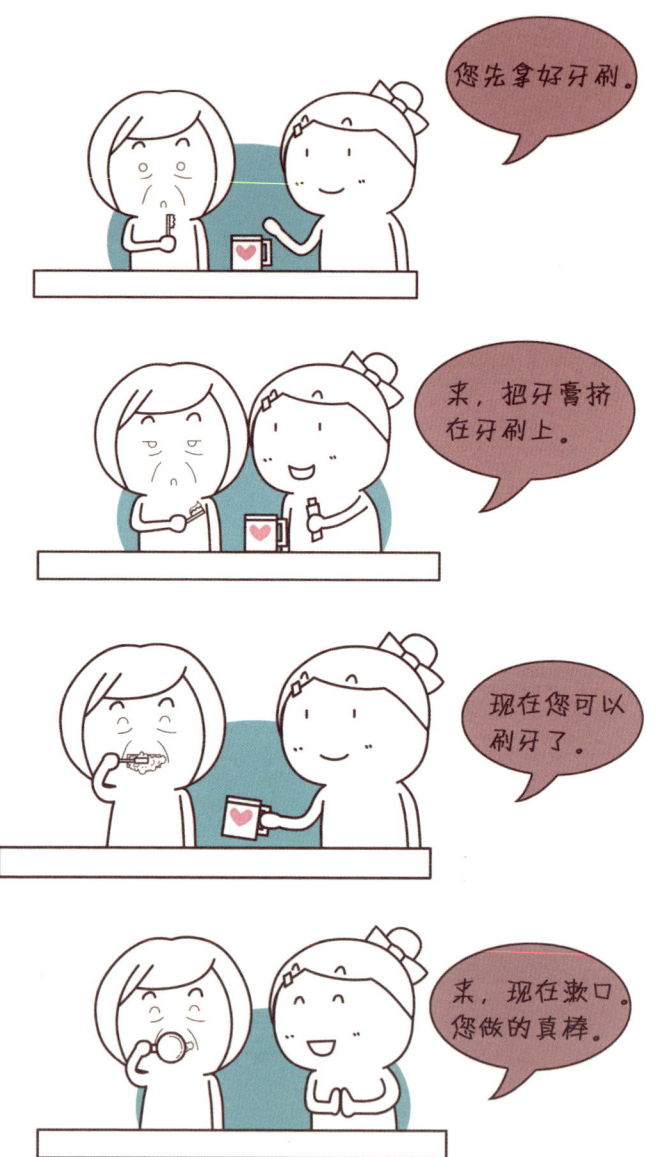

放到厨房的水池子里去；等她再完成这个任务，您才继续说：好啦，您可以洗碗啦！

这种新的交流方式称为"任务分解"。这意味着您要一步一步地引导她去做事情。这种讲话方式，从此就是您和她的重要交流模式。

把任务分解成小的步骤，能帮助她为自己多做些事。这可以让她感到自己还是一个有用的人，而不是包袱，她会为此高兴。可能有一天您必须为她做所有的事，但绝不是现在。

在痴呆中期阶段，她讲话的方式与过去有所不同。她会在寻找字眼方面遇到更大的困难。她的话既简短又零乱。她的话可能难以理解，有时甚至语无伦次。很多时候，她会很费力地想告诉您她需要什么，可是说出来的词语却是错误的。

沟通技巧

- 每天抽时间和她讲讲话，不要让她感觉孤独而自闭；
- 以尊重的态度对待她；
- 和她讲话的时候，保持耐心和镇静；
- 如果她不能理解您说的词儿，就指给她看；
- 使用身体语言。您可以温柔地触摸她，可以握住她的手，还可以不时轻轻地拥抱她，让她感受到您的爱意；
- 您和她讲话的时候也要注意自己下意识的动作。比如您交叉双臂抱在胸前，就可能向她传达了紧张或生气的信息，这也会让她感觉不舒服甚至恐惧；
- 如果她和您说话，您需要停下手里的事情，仔细听她想要说的话；
- 和她说话的时候，您的声音需要大一点，但不能嚷嚷，否则她会觉得害怕；
- 虽然在您心里她可能愈发像个老小孩，但是记得，不要和她像和儿童一样说话，她会感觉不好；
- 观察她的身体语言，思考她要说的话的背后感受；
- 如果她看上去烦躁或生气，问她是不是这样，然后安抚她；
- 如果她和您发脾气，请记得，这是疾病在作怪，不是她愿意这样的！

> 如果她和您发脾气，请记得，
> 这是疾病在作怪，不是她愿意这样的！

- 使用简单易懂的词，不要再用很抽象的字眼，否则她是无法理解的。比如，与其说"时间不早了，您休息吧"，不如直接说"现在上床睡觉吧！"
- 把您要问她的问题直接说出答案。与其问她要不要洗澡，不如直接说"我扶您过去洗澡吧！"
- 如果您和她说一遍，她没有听明白，您可以耐心地重复给她听，并允许她有更多的反应时间；
- 如果和她沟通发生障碍，可以把话题先放一放，做点别的事情，比如，给她一些零食吃，出去散散步，或者玩玩游戏；
- 如果她很费力地要说出什么字眼，您可以试着去猜测，但

是不要抢着去猜,或者填空太快,否则只能把她搞得更加糊涂和沮丧;
- 如果您和其他人谈论她,而她就坐在一边,不要对她视而不见。就算她无法表达,她也会感觉被议论或者被忽视,心里会不好过;
- 如果她帮您完成了什么事,哪怕只是叠了衣服,您也要向她说感谢,还可以抱抱她,就算她叠得不好也没有关系;
- 如果她做错了什么事,不要直接指向错误或干脆埋怨说:"您怎么弄成这样了!"而是引导她:"让我们试试这样做吧!"

> 和痴呆患者沟通必须极其耐心。您希望她能说出来自己想要什么,可是她真的已经做不到了。

与痴呆患者的沟通戒律

- 不要和她争吵;
- 不要和她讲理。您会变得生气,而她却不知道为什么。把您要说的话改为她喜欢听的事情;
- 不要纠正或挖苦她做错了的事,这只能让她感到悲伤;
- 不要说"我告诉过您",而是要重复您已提供给她的答案;
- 不要要求她"记住"过去发生的事;
- 不要说"您自己做那事不行",而要说"尽量做,我会帮

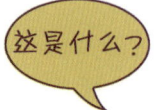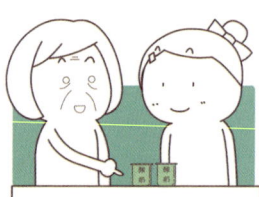
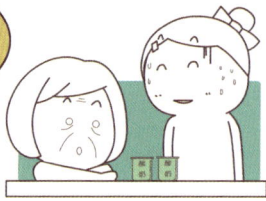
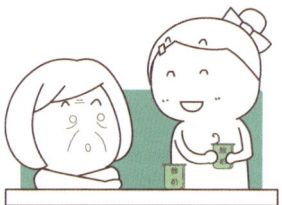
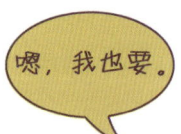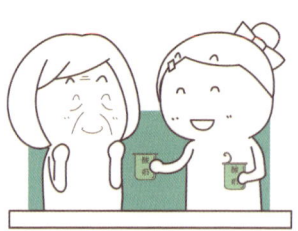

助您";
- 不要对她过分挑剔；为她示范一下您希望她做的事情。

和有听力问题的痴呆患者交流

当一个人患上痴呆，沟通就会变得困难。如果她同时还有听力问题，那沟通就会愈发艰难，因为她可能根本没听清楚您在说什么。她也不会要求您重复，更不会像我们正常人一样还可以通过面部表情或者唇语来理解您所表达的意思。

如果您注意到她似乎游离于周围正在发生的事之外，看上去心烦意乱或者不专心，对您说的话没有什么反应，您可以问问她是否能听清楚您讲话。如果听不清，您就需要带她去看医生了。

如果是听力减退，就可以借助助听器。不过您要明白，助听器不仅能让您的说话声音变大，它也能让所有声音变大，包括周围的噪声，比如冰箱的噪声或者窗外的交通噪声，也都变大了，容易让痴呆患者感觉混乱。

所以，当您所照顾的亲人需要佩戴助听器，这里有一些技巧，帮助您和有听力障碍的患者进行交流——

- 您要对助听器的音量进行检查和调整，让它的声音不要太大或太小。
- 助听器应被妥善地放置在耳朵内，来发挥其效果。
- 定期检查助听器里的电池。
- 她可能会随便乱放助听器。您需要始终知道助听器在哪儿，或者多买一两副助听器备用。

- 如果她有听力问题,您就要用更多一点时间来和她讲话,让她能听到您说什么,理解您的意思。
- 每次和她讲话前,您需要从她的前方接近和面对她,让她能够清楚地看得到您。
- 您要和她讲话,首先要先引起她的注意,等她注意到您的时候再和她讲话。不过您要记得,她的注意力只能维持很短的时间。
- 事先想好您要说什么。简短明了的词句最容易被理解。
- 讲话的时候,不要用手挡住您的嘴。
- 讲话时,确保没有明亮的光线照在脸上而分散注意力。
- 如果她有一只耳朵的听力更好些,那您就对着那一侧的耳朵说话。
- 如果她使用助听器,您可以检查一下,确保它处于开启状态,音量也正合适。
- 对令人分心的周围噪声保持警觉。您要和她讲话,就关闭或降低收音机、电视或者音乐播放器的音量。
- 尽量保持和她的眼神接触。
- 讲话要缓慢而清晰。如果您语速过快,她可能就会跟不上您所说的了。您讲得慢一些,她就更容易听清您说的每一个字。
- 永远不要喊叫。一个尖锐或过于响亮的声音会显得您是不高兴甚至愤怒的,她就会害怕,甚至可能发生过激反应。
- 做好重复说明的准备。一件事情您可能需要和她讲三遍四遍她才听得明白。
- 使用手势来帮助您表达。如果她还能够点头或摆手,这可能是比语言更好的沟通方式了。
- 时常观察她是不是真的理解了您的话。看看她是不是按您说的去做了。有听力问题的人往往会掩饰她其实没听清或者没听懂您说的话。

和有视觉障碍的患者交流

老年人往往有视力问题——视觉不清晰，分辨颜色和判断事物的远近有困难。另外，有的药物可能会干扰眼睛的聚焦能力。

视力不好会增加跌倒和受伤的风险，它也会让沟通更加困难。如果您留意到您照顾的亲人行动总是很笨拙，经常撞倒东西，那您需要考虑，她是不是出现了视力问题。

大部分的视力问题都可以得到纠正或改善。近视或远视可以配戴眼镜；度数有变化的时候可以换镜片；白内障和青光眼也都可以得到诊断和治疗。

不过，还有些视觉障碍是痴呆导致的。有的患者可以看得很清楚，但是痴呆让她的大脑没有办法记得或者理解她所看到的东西。

因此，不管您的亲人有什么样的视觉问题，下面的方法都可以帮助您更好地和她进行交流——
- 她很容易忘记眼镜放置的地方，所以您要为她多配一两副眼镜；
- 当她走在光线强弱不一的地方，她需要更长的时间去调整视觉。光线的强弱变化甚至会让她吃惊和不安。您需要预见到这些问题，事先为她做好准备。比如，您在开灯前，先告诉她您要开灯了，以免她受惊；
- 移除周围环境中的视觉干扰。痴呆患者会对镜子里的人影心存恐惧，所以您干脆把房间里的镜子都移开吧；
- 总是从正前方靠近她，这样她可以很清楚地看见您。如果您突然从她身后出现，就可能惊吓到她；
- 和她说话的时候，靠她近一些，用温和的眼神望着她；
- 不要站在刺眼的光线里或者明亮的窗口和她讲话。

日常照护

日常照护技巧

1. 仔细观察患者

您在和她日夜相处的过程中会积累很多的经验。这些经验会引导您更好地照顾她。您可以观察她的生活习性,尝试着把关键点记录下来,比如——

- 她通常都是几点起床?睡午觉吗?晚上什么时间睡觉?
- 她喜欢穿什么款式的衣服?
- 她总是在一天中的什么时间吃早饭、午饭和晚饭?
- 她最喜欢吃的饭菜是什么?她最不喜欢吃的饭菜是什么?
- 她在一天当中吃水果和零食吗?
- 她冲澡或洗盆浴吗?一天里面她喜欢在什么时间洗澡?一周多少次?
- 她吃多或吃少时,大便有问题吗?
- 她有经常看的喜欢的电视节目吗?
- 她有什么兴趣爱好呢?

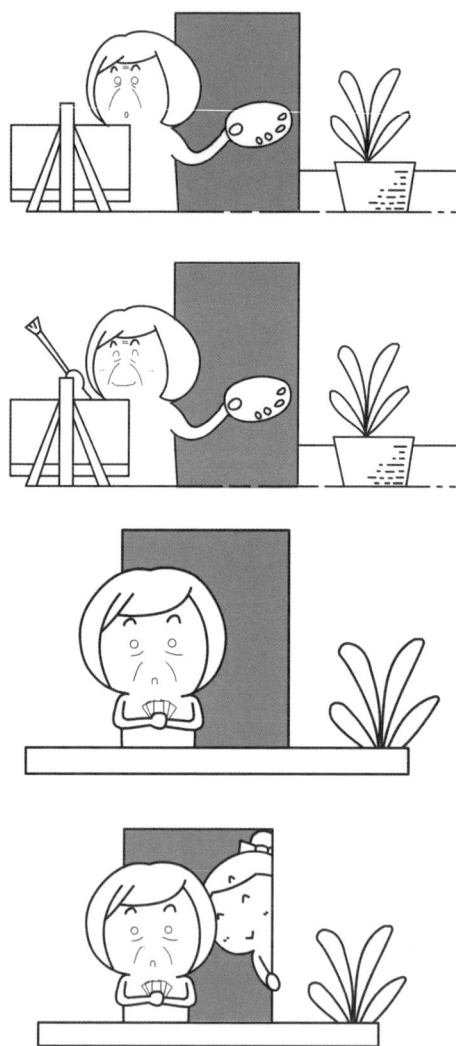

- 她最喜欢谈论的事情是什么？
- 她每天都散步吗？通常都在什么时间去散步呢？
- 她愿意出去买东西吗？喜欢到什么地方买什么东西？
- 她每天都怎么安排时间？

2. 设计常规的活动

中度痴呆的患者，做事情的能力比轻度阶段有明显的下降。不过呢，虽然她不能完全记住做事的步骤，她还是能在您的指导和帮助下做一些简单易行的事情。如果她能参与活动，她就能获得满足感。

只是您要知道，她能做第一遍，但第二遍就可能会忘掉怎么做了，还是需要您指导她。重复进行的活动能培养熟悉感，从而给她一种安全、舒适和可以控制的感觉。如果您可以找到一些她喜欢做的事情，那就让她一遍一遍地做吧！

3. 提供指导和支持

这个阶段，如果您想要患者做些事情，那就要计划好，而且告诉她一步一步该做什么。因为中度痴呆的患者自己已经无法做计划，也无法做复杂的选择。

中度痴呆患者需要有人来推动他们的活动。您需要选择她能够接受的方式，来引导她参与日常活动，并且不断地鼓励她。

如果您必须要纠正她的某个行动，那就用温和亲切和支持的态度吧，千万不要让她觉得自己无能或者犯错误了。如果不是很重要的事情，那就由她去。这个阶段的患者已经不可能从错误中吸取教训了，反而可能因为有人纠正她而感到难过。

4. 加强安全防范

中度痴呆的患者对很多事情已经没有了判断力,您必须仔细观察,确保她不使用危险的物品或者去那些危险的地方。像过马路、买东西、去公园,这些事情她已经不可以独立去做,否则就有可能发生意外。

5. 到了后期,您需要全面接管

中度痴呆的患者到了后期,生活自理能力会愈发下降,非常依赖照护者。到了这一阶段,每天的生活越简单越好。您要降低您的预期,而且准备随时向她提供帮助。她的安全和健康是您要时刻观察的,她的所有的日常生活都需要监督,包括吃饭、洗澡、上厕所等。

这个时期,她能做什么就做什么吧!不管她做事的结果如何,您都要表扬她、鼓励她,只要她快乐就好。

随着她进入中度阶段的末期,她只能被动参与了,比如只是看着您做事。这个时候安慰和休息都是重要的。哪怕她全然依赖您生活,您也要让她感受到,您会一直陪伴在她身旁。

每日生活计划

您比世界上任何其他人都更了解您正在护理的亲人。要充分利用您所了解的情况,来为她制订每天的照护和活动计划。当您提前把每一天的活动都安排妥当,您就不用每时每刻都去费脑筋琢磨如何安排她的活动;而保持有条不紊的日常生活,也让痴呆患者更容易适应和配合。

中期痴呆患者能够参与的活动不如早期那么多了。随着她认知能力和身体功能的下降,每天的活动都要安排得简单,不要给自己太多的压力。

我们在这里提供一个一天活动安排的范例,您可以根据您所照顾的亲人的具体情况,列出属于你们的每日活动计划。

上午

穿衣服,整理床铺
刷牙,洗脸,梳妆打扮
准备早餐,吃早餐,清洗碗筷
闲聊,讨论一下新闻或者追忆一下老照片,或者聊聊孩子的近况
喝上午茶,吃水果
休息一下,拥有一段安静的时间

中午至下午

准备午餐,吃午餐,清洗碗筷
午休
看报读信,阅读邮件
听听音乐,或者玩简单的智力游戏
散步

晚上

准备晚餐,吃晚餐,清洗碗筷,倒垃圾

玩牌，看电视，或者做按摩

洗澡或做个人卫生

整理床铺，上床睡觉

您还可以使用下面的活动评估表，记录她完成日常活动的情况。哪些活动是她乐于参与而且完成得不错的；哪些活动是她的能力已经不足以完成，需要您帮助的；哪些活动是她不喜欢甚至厌烦的。这份活动评估表会帮助您及时观察她的表现，总结经验，更好地管理未来的日常活动。

活动评估表

活动时间	活动内容	完成情况	患者的反应

好啦，接下来我们就从每天早晨第一件事——穿衣服开始，和您分享日常生活照护的经验吧！

帮助她穿合适的衣服

痴呆患者有的时候会为如何选衣服、穿衣服而感到沮丧，因为她可能不记得什么样的季节应该穿什么样的衣服，不记得怎样按顺序穿衣服，或者在穿衣服的过程中总是做不好那些在我们正常人看来很容易完成的事情，比如系扣子。

帮助您心爱的人维护整洁的外表可以让她生活得更有尊严。在这里，我们给您一些方法，您可以这样尝试帮助她完成穿衣服的任务——

- 简化她对衣服的选择。她已经不太可能从衣柜里找出合适的衣服穿了，所以您可以事先选好两套衣服和裤子供她选择，二选一对她来说就容易多了，不会因为复杂的选择而变得惶恐不安；
- 为她准备舒适、简单而且穿脱方便的衣服和鞋子。上衣最好是正面的开衫，比如，开襟的羊毛衫就比套头的毛衣更容易穿；裤腰最好是松紧带的；鞋子不仅要合脚，而且一定要防滑，别让她摔倒受伤；
- 她在穿衣服的过程中需要您的引导。您可以按照穿着的顺序摆放好她要穿的衣服，每次只递给她一件衣服，并要给她明确的指导，比如，您要告诉她"穿上这件毛衣"，而不仅仅是简单抽象的"穿上"；
- 如果她想反复穿同一件衣服，那就多买一件一样或者差不多的，这样衣服脏了可以及时换洗，她依然可以穿她喜欢的衣服；
- 如果她衣服搭配错了，您也要表扬她穿好了衣服，不要去批评她；
- 她在穿衣服的时候，您要有耐心，因为催促她可能会引起焦虑和挫败感；
- 只要她还能自己穿衣服，您所要做的就是在一旁协助，不要代替她去穿衣服、系扣子，否则会让她感觉自己很没有用，能力会衰退得更快；
- 如果她想多穿几层衣服，那就让她穿吧，只要确保她不会太热就行；
- 如果她戴胸罩有困难，而且也没什么人在意这一点，那就不要戴了；
- 检查她的衣物是不是穿起来很舒服。痴呆患者经常因为衣服不合身或者引起搔痒而把衣服脱掉；
- 随着她记忆丧失的加重，您需要通过示范来帮她穿衣服，甚至需要搭把手。比如，她不知道怎么穿开襟毛衣，那您可以把胳膊伸进袖子里给她看；她自己穿的时候如果手臂活动不方便，您也可以从旁协助。

刷牙和口腔保健

口腔健康关乎她的饮食和营养摄入的能力，所以特别重要。您可以这样来做——
- 帮助她早晚刷牙或者清洗假牙，饭后要漱口。要保证每天

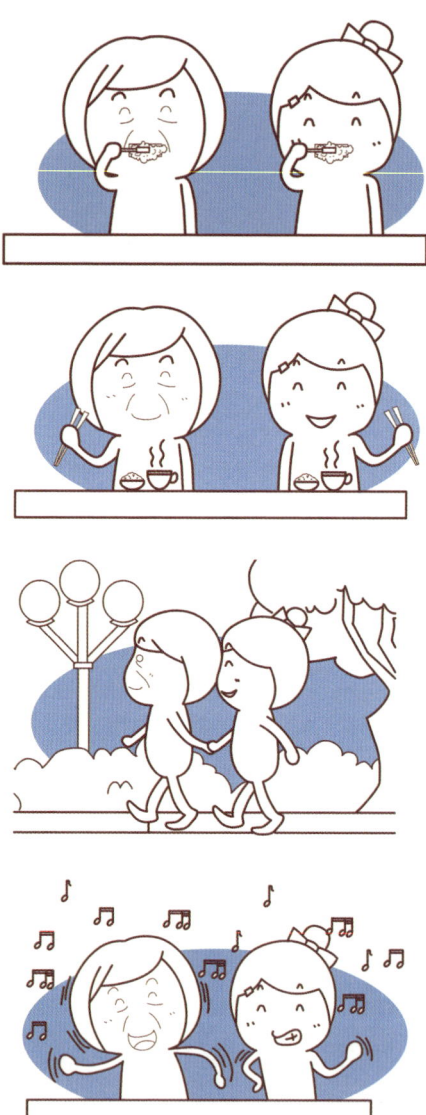

她的牙齿都干干净净；
- 您在引导她刷牙的时候，需要把每个步骤都分解开，依次向她做出简单明白的指导，比如："来，先拿好您的牙刷。""把牙膏挤到牙刷头上。"然后说："现在开始刷牙吧！"
- 必要的时候，您示范给她看，让她模仿您的动作来刷牙，或者用您的手握住她的手，轻轻地引导牙刷前后左右地刷牙；
- 如果她没有因为其他严重的疾病而必须进流食，那么您每天为她准备的食物里需要有供她咀嚼的东西，这样可以维持口腔和牙齿的功能；
- 建议您定期带她看牙医，尤其要找富有老年牙病诊疗经验的牙医，向他们咨询更好的口腔护理方法。

梳妆打扮

患病的亲人可能会忘记怎么梳头、剪指甲或者刮胡子。她甚至可能会忘记，为什么人是需要梳头发和剪指甲的。您可以尝试着这样来做：

- 为她做示范。拿一个梳子梳理您自己的头发，然后鼓励她像您那样梳头；
- 使用安全简单的梳理工具。比如，修甲砂锉就要比指甲钳安全，电动剃须刀也比手动的更加安全；
- 使用她最喜欢的个人护理用品，包括牙膏、护肤品、洗浴用品等。男性患者就选他最喜欢的剃须膏；

- 如果她喜欢去理发店，那就陪她一起去。如果她害怕、不肯去理发店，那么看看能不能请理发师傅来上门服务。

吃饭

合理膳食是患病亲人健康的保证。要想让她每天都能摄入充足的营养，您可以这样做：
- 每天在固定的时间用餐，形成规律，养成习惯；
- 创造一个安静的就餐环境。关掉电视机、收音机，尽量避免发生干扰她就餐的事情，这样她可以集中精神吃饭；
- 餐桌的布置尽量简单，只放吃饭需要的餐具，不要放花瓶、装饰品和调味瓶；
- 她有的时候不能判断食物或饮料是否太烫或者太凉。您要替她把好关，帮她尝一下食物的温度是不是适口；
- 食物的选择要灵活一点，说不准她什么时候可能喜欢吃什么东西，或者突然不喜欢吃某种食物；
- 避免给她吃坚果、爆米花这样的食物，防止她被呛着或者噎住；
- 您要和她一起用餐，这样吃饭会成为一种令人愉快的活动，会引发她的兴致，她会期待参与呢！
- 要留给她足够的吃饭时间，记得提醒她细嚼慢咽，别着急，慢慢吃；
- 就算她自己吃饭有困难，也要帮助她最大程度地发挥她的自身能力，给她鼓励。您同时可以利用一些技巧，比如，她筷子用不好的时候，您可以给她换成勺子；您也可以示

范给她看怎么吃东西,或者依次给她食物,吃完一样再给一样;
- 经常清理冰箱,把过期的食物都扔掉,否则,她可能因为无法辨别食物的新鲜或腐败而吃坏肚子。

散步

您要尽量抽时间陪她一起散散步。散步的时候您可以这样做:
- 事先选择一条安全的散步路径,要确保路上没有危险,即使不慎跌倒也不会受伤;
- 握着她的手,和她并肩一起走。要让她感受到自己是安全的,并且拥有您浓浓的爱意;
- 别忘了给她准备点零食,让她能拿在手里边走边吃;
- 试试看能不能在散步的时候还做点别的,别老是一心走路。比如,聊聊天,坐在公园里歇息一会儿,或者和您一块儿做做操,都是不错的选择!
- 散步的时间要安排在白天。如果在晚上出去散步,周围环境的黑暗会让她害怕,还可能因为视力问题增加跌倒的风险。最好把散步安排在下午,这样也有助于她晚上好好休息。

洗澡

洗澡可能是您在照料过程中经常感到困难的事情。定期洗澡能让患病亲人的身体保持清洁,但是她常常不配合您的照顾。她可能不记得为什么要洗澡,可能会觉得这是一件不愉快的事情,还可能觉得有人在一旁看她洗澡而感觉不自在、丧失了隐私。因此,有时候她会因为您要她去洗澡而做出破坏性的举动,比如尖叫、抵抗或者击打。

这里我们给出一些建议,让洗澡成为稍微容易些的事情——

1. 了解患者的自身能力

您要鼓励她尽量自己洗澡,但是要做好充分准备,在她需要时给予帮助。您需要仔细观察,评估她是不是尚具备以下几个方面的能力——

- 她还能不能自己找到浴室;
- 她的视力是否清晰;
- 她能否保持平衡,不害怕摔倒;
- 她是否能伸出并伸展手臂;
- 她是否还记得洗澡的步骤,或者能跟着提示或者示范去做;
- 她是否知道如何使用不同的物品,如香皂、香波、毛巾等;
- 她是否还能感受水温。

然后,您可以根据她的能力,提供她所需要的帮助。

2. 创造一个安全的浴室

- 不要把她一个人留在浴室里。您要一直在旁陪伴,引导和帮助她完成洗澡的每一个步骤;

- 把热水器的温度调节设置在低温上，以免把她烫伤；
- 始终检查水温。水温过热会导致烫伤，但她可能感觉不到；而如果水温太凉，她可能会对洗澡产生抵触；
- 在浴缸或者淋浴房的地面放置防滑垫；
- 安装扶手，使用可以调节高度的浴凳；
- 确保浴室的地板上没有积水；
- 无论是步入式淋浴还是盆浴，都尽量加装一个手持式喷头，因为固定喷头无法调整水流方向，很容易把水冲到她的眼睛、鼻子或者耳朵里，她会因为被刺激得不舒服而抗拒洗澡，甚至发生激越或者攻击等问题行为；
- 请把喷头的水流调整到温和喷射的状态，不要让水流太强劲。

3. 提前准备好浴室里的物品

- 在您告诉她去洗澡之前，先准备好洗澡要用的物品，如毛巾、面巾、香波和香皂；
- 确保浴室里面是温暖的；
- 使用大毛巾完全包裹住她的身体，保护她的隐私，也为她保温；
- 确保她可以容易地拿到香皂和香波；
- 如果家里用的是浴缸，您需要留意她进入水中的反应。最好在她坐入浴缸以后，再往浴缸放水。浴缸里面的水不要太深，保持在20公分以内。

4. 关注患病的亲人，而不是洗澡这个任务

- 让她感觉一切尽在掌握。您引导她洗澡的每一个步骤，确

保她也参与其中，比如，您可以让她拿着香波或者毛巾；
- 给她选择的机会。比如，您可以询问她是愿意现在洗澡还是15分钟以后洗澡，是盆浴还是淋浴；
- 如果她表现出不愿意洗澡，您可以分散她的注意力，然后再让她洗澡；
- 如果您不是配偶，尽量让一个同性别的亲人或熟人来帮助她洗澡；
- 要经常表扬她的努力和配合；
- 始终保护她的尊严和隐私，让她感觉舒适。当她没有穿衣服的时候，用大浴巾包裹住她的身体，让她知道自己不会受伤害；
- 如果浴室里的镜子让她觉得浴室里还有其他人，那就遮住镜子，或者干脆移走它；
- 做好各项准备工作，以防她突然变得激动不安。比如，播放轻音乐或者一起唱歌；
- 学会灵活机动。如果她坚持穿着衣服进入浴缸或者进行淋浴，那就让她这么做，因为一旦衣服湿了，她自己就想脱掉衣服了。

> 始终保持她的尊严和隐私
> 让她感觉舒适，让她知道自己不会受到伤害

5. 调整洗浴过程

- 把洗澡的时间固定下来。如果她一直是早晨洗澡，换到晚

上就会让她迷糊；
- 洗澡过程中的每一步都用简单的短语来指导，比如，"把您的脚放进来"、"来，坐下"、"这是肥皂"、"现在洗您的胳膊"；
- 用浴凳或浴椅可以适应不同的高度。最好让她坐着洗浴，并且用手持式喷头小心地为她冲洗身体；
- 帮她洗头的时候，要注意尽量别把水和香波泡沫弄在她的脸上和眼睛里。要注意检查是否把头发间残留的香波冲洗干净；
- 使用手持喷头帮助她洗浴时，注意不要向她迎面冲水，避免她呛着；也要小心尽量别把水冲到她耳朵里。如果要冲脸，事先您要提示她把眼睛闭起来，以免水冲到眼睛里不舒服；
- 确保她的私处、皮肤皱褶、乳房下方、腋下、脚趾都被洗过了。检查她全身是否有残留的浴液，一定要帮她都冲洗干净；
- 简化洗浴过程，比如您可以直接用香波洗头和身体。

6. 浴后照护

- 检查她身上有没有皮肤问题，比如干燥、过敏、皮炎、斑疹等；
- 让她坐下来，为她擦干身体，并穿上干净的衣服；
- 温柔呵护她的皮肤。她的皮肤可能非常敏感，所以要避免使劲擦拭；
- 擦干她脚趾之间的水；

- 使用润肤露保持皮肤柔软；
- 给患者乳房下方和皮肤褶皱处涂上爽身粉。

大小便管理

在患者家庭俱乐部活动的时候，很多家庭照护者提出，在进入痴呆中期以后，患者不能及时在卫生间大小便的情况变得多了起来，成为日常照护中又棘手又无奈的问题。

导致患者无法控制自己的膀胱和肠道、随地大小便，或者把大小便弄在裤子上的原因有很多，您需要仔细观察，和医生一起找出原因，然后再找出帮助患者上厕所的好办法。

1. 大小便问题的原因

医生会帮助您鉴别导致患者大小便问题的原因。有的时候，有些身体问题或药物会导致大小便失禁，比如——
- 泌尿道感染、便秘或前列腺问题；
- 糖尿病、中风或肌肉组织疾病，如帕金森病；
- 安眠药和抗焦虑药物会使膀胱肌肉松弛。

其实，一般的中期患者，往往并没有到大小便失禁的程度。他们大多是因为定向能力障碍，或者是行动不便，导致了无法及时如厕。有的可能想不起来卫生间在哪里，于是就随地大小便了；还有的是晚上起夜的时候分不清方向了，可能就在客厅或者房间里大小便了；也有的是碍于面子，不愿意有人帮自己，结果自己也处理不好，于是都弄到裤子上了。

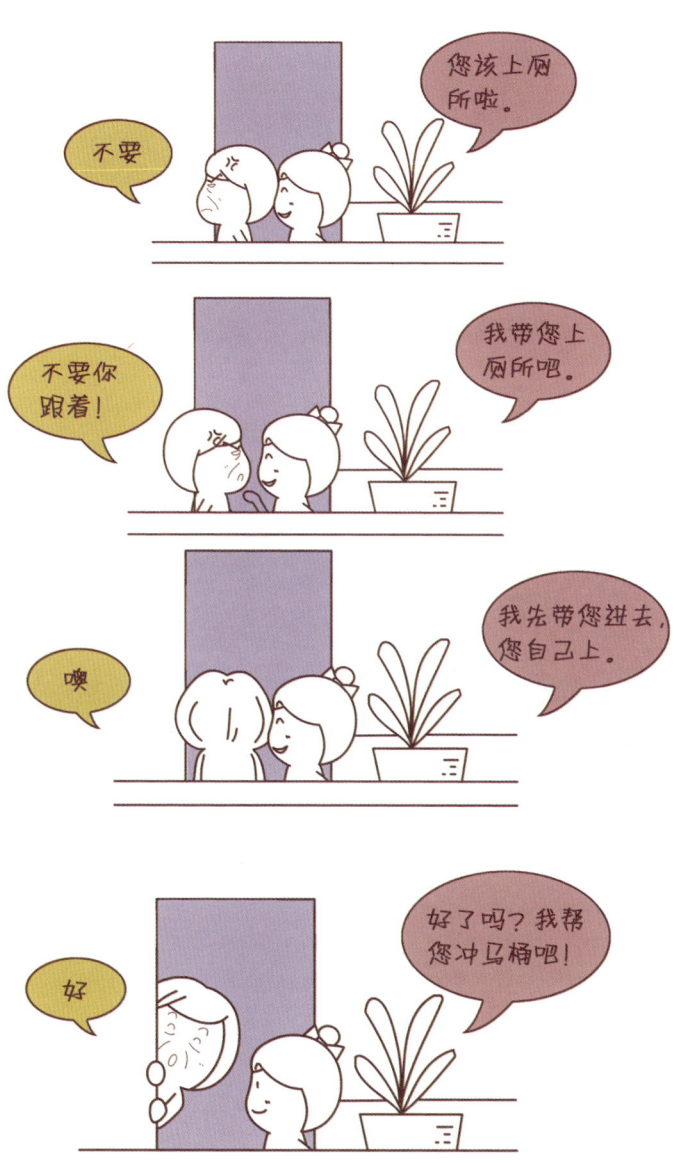

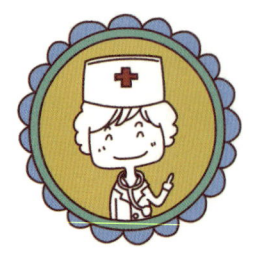

4年前我有一次出门诊,遇到一位老先生,是个高级知识分子。之前,他的家人预约看病的时候很着急地说,我们家老人大小便都已经失禁了,还能治吗?我说都大小便失禁了,那病情可能已经挺重的了,先过来门诊让我看看吧。

就这样我见到了这位老先生。他那天穿得干净清爽,神情儒雅,和蔼可亲,很令人仰慕的样子,根本不像很严重的痴呆。陪他一起过来的家人说,哎呀真的不得了,他大小便失禁,今天我们是给他换得干干净净来的!我当时就想,他能让你换成这么整整齐齐地过来看病,那一定不是很重的痴呆,因为很严重的患者,根本就不会配合。如果真的大小便都失禁了,哪儿像这位老先生这样能自己好好走进来呢?

我仔细跟老先生聊了聊,发现他对有些问题的认知和理解能力还是不错的。可为什么会发生如厕的问题呢?原来,老先生正因为觉得自己是挺好的一个人,上厕所干吗要有个人去陪着呢?所以他就不愿意告诉别人自己要去厕所。可是往往他因为手脚慢,来不及到厕所,就弄在裤子里了。

于是,我就和老先生说,他们提醒您,并不是说您不行;只是,毕竟您上了岁数,可能动作会慢一点,他们陪着您去会方便一点。再说您去了卫生间之后,他们也不会跟着进去,只是在前面有一些过程他们会提醒您一下。这不会有损您的面子,进卫生间以后,还是您自己来,不需要别人照顾,您完全可以做好的。

然后,我又和照顾老先生的护工说,老先生的情况其实挺好的,他现在应该不是大小便失禁的状态,可能是我们没有把握好他大小便的时机,提醒得可能不是那么恰到好处。以后你可以找几个关键点,比如说他长期以来有没有大便的规律,通常在几点钟、或者吃完什么东西的时候比较容易要大便;至于小便呢,一般喝完水以后半个小时你就应该提醒他,如果一次水喝多了,你可能还要稍微早一点,因为老年人膀胱控制的能力是差一些的。

一个月以后,老先生再回来看病。他的孩子告诉我,老爸已经没有所谓的大小便失禁的情况了。现在他在我们门诊已经看了4年多的病。虽然现在老先生控制大小便和及时如厕的能力又差了些,不过4年来他已经习惯了护工的提醒和陪同,现在也愿意让护工陪着一起进卫生间帮忙了。

2. 让她能够轻松地找到厕所

- 把卫生间的门刷成和墙壁不同的颜色,还可以贴上明显的标志,这样她能够很快识别出来;
- 在卫生间门口安装夜灯,这样晚间她要上厕所,就会冲着亮的地方走过去。这需要训练,多带几次她就知道了;
- 平时可以把卫生间的门打开,便于她看到马桶;
- 马桶要安全且简便,在马桶两侧要安装扶手。卫生间里要保持照明,在夜间有盏灯要一直开着;
- 在卧室里放一个便携式的马桶或者尿壶,以备夜间急需。同时,把房间里会被误认为是马桶的废纸篓、垃圾桶、花盆等物件挪走;

- 将可能造成她跌倒的活动毯子挪走。

3. 善意提醒，给予支持

- 您要鼓励患者向您提出上卫生间的请求。您要告诉她："如果想上厕所就告诉我，我扶您过去。"
- 观察她的身体语言或表情。如果她坐立不安、发出不寻常的声音，或者踱来踱去、突然沉默或躲在角落里，这些细节都表示她可能需要上厕所；
- 细心发现并了解她常用的表示上厕所的"专用"词汇。她有可能会使用和厕所完全无关的词汇，比如，她说"我找不到灯"，对她来说可能就是要上厕所的意思；
- 如果家具、摆设成为通往卫生间的路障，那就挪走它们。要确保通道光线明亮；
- 平时让她穿容易脱下来的裤子。比如，松紧带的裤子就比拉链裤子容易脱下来；
- 如果您带她外出，那就多带一套衣物，以备急需；
- 如果她没有及时上厕所而弄脏了身子，您可以说："有东西掉您身上了，我帮您洗一下。"而不要说："您怎么又尿裤子啊！"不要责备她，让她感觉内疚。她也不想这样的。您需要尊重她的隐私，帮助她维护自尊心；
- 如果如厕问题很严重，您需要考虑使用失禁产品，比如成人用的纸尿裤；
- 给她足够的时间来排空尿便；
- 她上过厕所以后，您需要检查一下，看她是否已经大小便，并帮助她冲洗马桶，把厕所打扫干净；

- 定期清洗她的私处，并涂上痱子粉或软膏。

4. 监测大小便

- 尽量设定一个如厕时间表。比如，早晨她起床以后第一件事情就是上厕所，白天每两个小时去一次，还有在用餐前和睡觉前也要上厕所；
- 把她容易发生如厕问题的时间记录下来，尽可能在这个时间前把她送到厕所；
- 每天适量饮水，减少促进排尿的饮料，比如可乐、咖啡、茶和果汁；
- 如果她晚上要起夜，您最好能陪她去卫生间，因为晚上光线暗，她很可能在房间或者客厅里转悠得糊里糊涂，找不到卫生间，控制不住，就尿了，或者找个垃圾筐也当马桶用了。如果您能陪伴她，就会省去之后的很多麻烦。

睡眠问题

痴呆会让患者改变睡觉的方式和时间。有的患者可能半夜里醒来想上厕所；有的患者可能夜间会多次醒来，睡眠质量很不好。这会致使她白天睡午觉，然后在夜间又不想睡觉，陷入恶性循环。

患者的睡眠问题通常在痴呆的中期阶段达到顶峰。这往往会让照护者精疲力尽，因为没有一个人能撑得住一天24小时不间断地去照顾患者。

在这里，我们给您一些减少患者晚间亢奋和失眠的方法，来减轻一点您的压力——

- 在白天多安排一些活动。如果她白天休息很多,晚上就很可能睡不着。您可以减少她午休的时间,并计划一些日间活动,比如出门散散步;
- 监控饮食。早上限制甜食和咖啡因的摄入。午饭可以早一点吃。晚饭要吃容易消化的食物,而且不要吃得太多,否则晚上很容易睡不着觉;
- 去看医生。如果是因为膀胱问题或者大小便失禁,她就会难以入睡。医生会开一些药物,帮助患者在晚上保持放松状态;
- 改变睡眠安排。如果她想换个房间睡觉,或者她喜欢在沙发上睡,那就让她去。记得要让房间里有点亮光,这样可以避免因为周围黑暗或陌生而导致她的害怕或激动;
- 您需要确保家里是安全的,因为这个时期的痴呆患者有可能开始夜游,或者起来做一些白天做的事情,比如去厨房弄吃的。您在临睡前要关闭煤气或者天然气的闸门,并且确保大门已经用钥匙锁好,这样就算她摸到门口也是打不开门的;
- 如果她夜间很"闹",您需要用平静的方式接近她,努力了解她需要什么,温和地告诉她这是睡觉的时间了,安慰她现在一切都好。要避免任何争吵和解释,因为这只能让她更闹腾;
- 如果她在黑暗中又迷糊又害怕,看到或听到事实上不存在的事情,这时候您可以打开小灯陪她坐一会儿,对缓解她的情绪会有所帮助;

- 检查并确认房间的温度不会过高或过低；
- 尝试让她听一些"无害噪声"，比如柔和的音乐；
- 当她不能安睡时，温和地抱抱她，给她梳梳头，或者和她轻柔地说说话；
- 您需要观察她是不是因为身体某个部位疼痛而睡不着觉；
- 如果是因为她饿了，那就给她吃点简单的夜宵吧！

如果您已尝试了一切办法让她睡觉但都不奏效，您就需要带她去看医生了，请医生提供些能改变她睡眠的其他方法。如果她经常发生睡眠问题，您可以考虑雇佣护工在一旁帮助照护，或者和其他家人协调，能不能轮流在她房间陪她睡觉，以便您得到宝贵的休息时间。

必要的时候，您也需要考虑是不是将她送到老年护理机构去。

> 作为一名护理员，您需要机智灵活。当一种方法不奏效时，不要着急或气急败坏。试试别的法子。

应对问题行为

痴呆患者到了中期，会发生很多她无法控制的行为，比如发脾气、骂人、打人、没来由地猜疑和指责、四处游荡……而这些只是痴呆患者众多问题行为的一部分。如果您没有任何心理准备，那么在面对这些问题行为的时候就会感觉茫然和不知所措，甚至伤心和愤怒：为什么您尽心尽力照顾着的她会变成这个样子呢？！

在这里，我们要和您分享的就是痴呆患者常见的问题行为，以及应对的策略和技巧。当您对她可能发生的问题行为都了然于胸时，您就可以减少无助和挫折感，用您的智慧来帮助她一起缓解问题行为。

所谓"行为"，既包括我们做事的方式，也包括我们对周围的人或事物作出反应的方式。痴呆患者到了中期，她的世界会变得愈发模糊和混乱；她不仅做事的能力会下降，对周围人或事的反应也会和常人不同，她再无法和我们一样准确表达自己的感受。这些，都是她所表现出来的问题行为背后的根本原因。

举个简单的例子，当她身处家中，却冲着您嚷嚷"让我回家"的时候，"家"对于她已经不是一个具体的居住地点，而

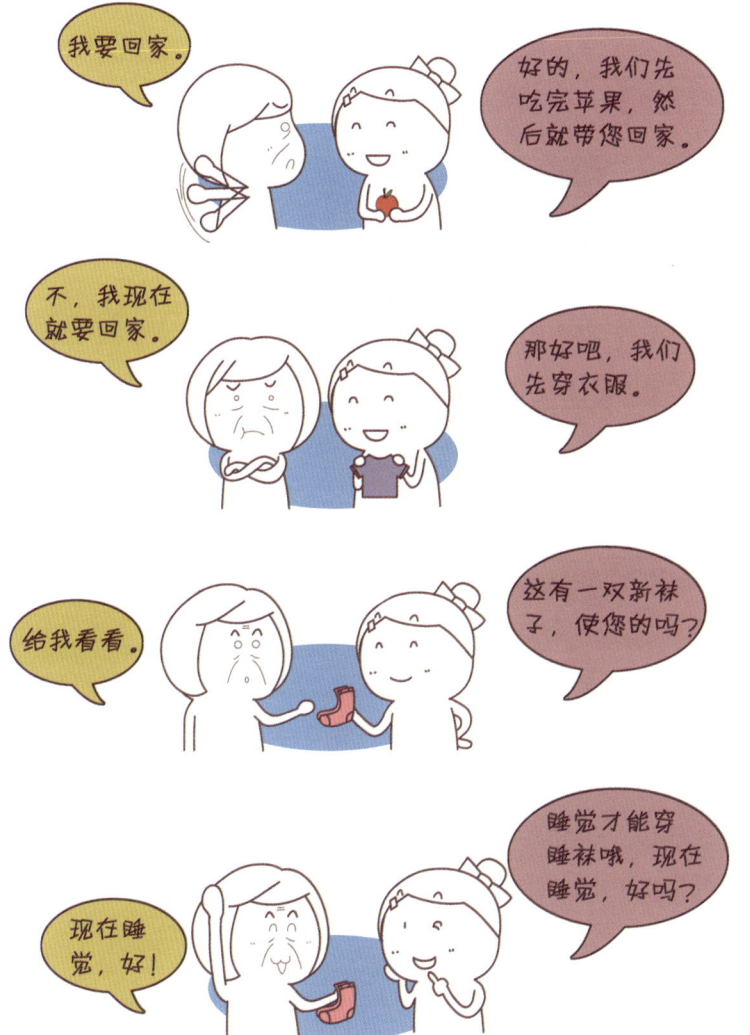

是代表了一种安全的感觉。在她大叫着要回家的时候，背后的潜台词可能是："我现在很害怕，你能好好陪陪我么？"

很多时候，她的问题行为其实就在告诉您，有什么事情已经不对劲儿了。她没有办法用语言告诉您哪里错了，所以让您看到的就是各种各样的问题行为。

> 她没有办法告诉您哪里错了
> 所以让您看到的就是各种各样的问题行为

所以，聪明的照护者，您可以采取简单的三步骤，来成功地处理问题行为——

1．找原因

您要知道的是，所有的行为都有意义，都有引发行为的原因，痴呆患者也不例外。在这些行为背后，有的是内部原因，比如，她感觉身体不舒服，又无法用语言表达，所以她会哼叫，或者发脾气；也可能是外部原因刺激了她，比如，她看到镜子里的反射，以为房间里来了陌生人，她感觉恐惧，所以用喊叫的方式表达出来。

所以，当您看到她发生问题行为的时候，首先需要找出引发的原因。这一步骤非常重要，就象看病的第一步一定是先做准确诊断一样。您需要回忆、观察和思考的问题是：

- 她这个行为开始前刚刚发生过什么事？
- 她这个行为是发生在哪里的？
- 她这个行为是否只是在一天的某些时候，或者在和某些人物接触，或者在做某件特定的活动中才会出现？
- 她这个行为在什么时候发生得更频繁？
- 是不是有什么东西或者事情把她招惹了？
- 她这个行为发生后，接着又发生了什么？

2. 有效地应对

- **防患于未然**

通过一段时间的观察和分析，您就能逐渐找到一些可能导致她问题行为的原因，以及她开始这些行为前的蛛丝马迹。这样您就可以开始制订您应对问题行为的策略。

制订应对策略可以预防令人不安的行为。如果您能预测什么可能导致她变得激越，甚至好斗，您就能尽量避免这种情况发生。比如，当您发现让她在早晨起床后就洗漱，她会变得心烦意乱，那就试着等她吃好早饭再洗吧。请您一定记得，她已经没有能力来适应您的生活，您需要做的是调整自己，改变接近她的方式，适应她的节奏。

> 她已经没有能力来适应您的生活
> 您需要做的是调整自己，适应她的节奏

制订应对策略还可以提高您对问题行为蛛丝马迹的敏感性。通过观察，您将能够识别出她出状况前的一个或者多个关键行动，哪怕小到表情上的一个变化，它们将是问题行为即将发生的信号。如果您善于发现这个信号，您就能够在问题行为发生之前，转移她的注意力，防范问题行为的发生。

- **及时喊停**

    如果她在做某件事情的时候,她的表情、语气等等都已经没有愉悦和满足,那就让她先停下来休息一下,因为她做的事情并不重要。终止做一件让她看上去已经不快乐的事,总比冒险任其发展成引发她不舒服甚至爆发的导火索要好。

- **转移注意力**

    重要的是要帮助她恢复平静,让她有安全感。随着时间的推移,您可以尝试什么事情可以转移她的注意力,让她变得高兴些。比如,她是不是愿意听听音乐,和您一起散散步,或者吃点东西,和您聊聊天。

- **坦然对待**

    每个患者都是独特的,看上去一样的问题行为,应对的方法也会因人而异。有的方法可能立竿见影,那真值得祝贺;也有的方法用在她身上无效,那您也要耐心、不气馁。这时候宽容和幽默是您最好的工具。

3. 及时总结

很多时候,您所照顾的亲人的反应,就是对您应对方法的直接评价。如果她看上去平静、高兴和满意,好,说明您的方法奏效了;如果她看上去很痛苦、烦躁甚至愤怒,或者叫喊、哭泣和敲打,那就赶紧换个办法吧!

您可以记录下自己每次应对她的问题行为的处理方法。成功的经验可以帮助您再次用同样或者类似的方法阻止或者改善她的问题行为,这会让您以后的照护工作变得轻松一点。失败的教训同样能帮助您规避让问题行为恶化的风险。

问题行为应对表

问题行为	有效的应对方法	无效的应对方法

应对重复行为

痴呆患者会一遍又一遍地做一件事情或说一句话,比如,重复说一个词、重复问同样的问题,以及重复做同样的一件事情。重复行为很少会伤害到患者自己,因为多数情况下,她是在寻找舒适、安全和熟悉的事情。不过,没完没了的重复的确会让照护者感到很有压力。

短期记忆丧失会导致重复行为的发生——因为她实在记不起自己刚刚问过同样的问题,也记不起您的答案是什么。另外,当她感觉烦躁、压抑或厌倦的时候,也会发生重复行为。

如何应对重复行为

- 保持冷静和耐心;
- 注意她的情绪,体谅她的感受,不要因为她重复问问题或者做一样的事情就作出强烈反应,那样的话于事无补;
- 如果她一直问您同样的问题,就算您已经告诉她好几遍了,也依然要耐心地再一次给她简单的答案。可能的话,带她去做一些别的事情;
- 用平和的语气和温柔抚摸安慰她;
- 让她参加活动。如果她一个人呆着感觉无聊,就容易和您说重复的话,或者做重复的事。您可以为她做好安排,让她参加愉快的活动;
- 使用记忆辅助工具。如果她重复问同一个问题,那就给她便条、钟表、日历或照片之类的物品来提醒她,当然,前提是这些物品对她来说还有意义;

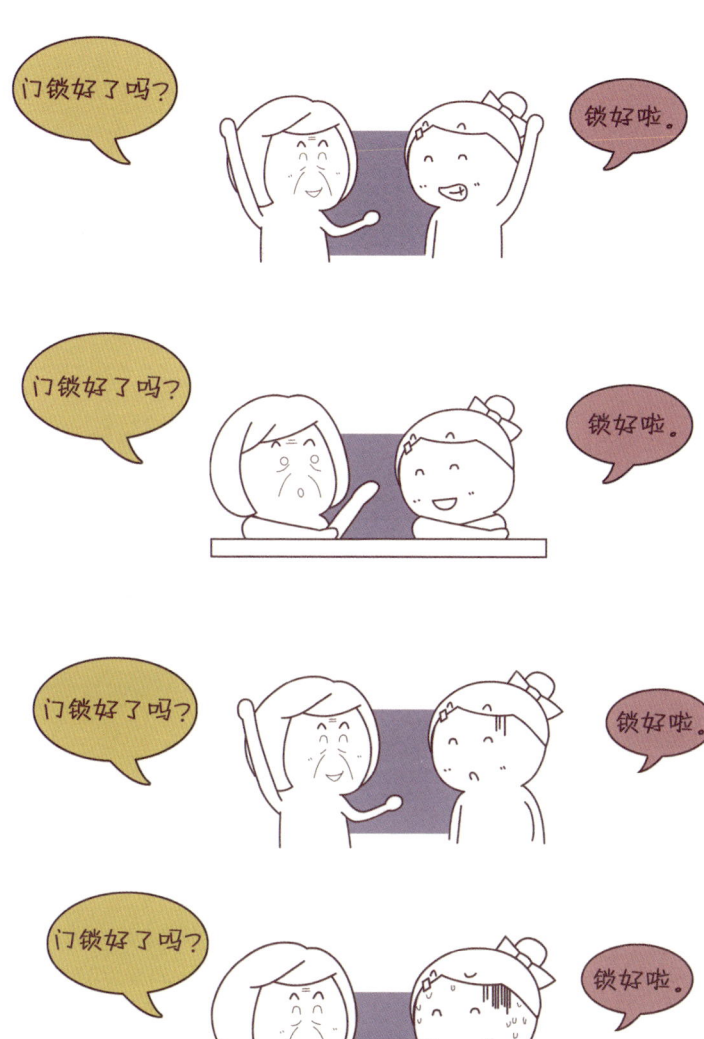

- 接受她的重复行为。如果没有危害，那就由她去吧。您可以尝试让这些行为给您带来帮助。比如，如果她老是用手搓桌子，那就给她一块抹布，请她帮忙擦桌子。

应对重复行为的戒律

- 不要提高您的嗓门；
- 不要告诉她，您已经是第一百次回答了她的问题；
- 不要不理睬她；
- 不要要求她停下来；
- 不要对她说她快把您逼疯了。

应对错认

随着痴呆的发展，患者会无法认出熟悉的人、地方或事情。她会记不起人际关系，没法正确叫出家人的名字，或者搞不清楚家在哪里。她还会忘记常用物品的功能，比如，不知道怎样使用筷子。这些情况都需要亲人和护理人员的理解。

如何应对错认

- 保持冷静。尽管她有时候认不出您，或者把您叫成别人的名字，会让您觉得痛苦，但还是要尽量掩饰您的失望或悲伤；
- 给她一个回应，并简单解释一下。不要用冗长的说明让她变得更糊涂。简单说明一下就可以了；
- 可以给她看看照片，或者其他有提醒作用的物品。这些勾起回忆的物品或许能帮助她想起重要的人际关系；

- 以温和建议而不是反驳责怪的方式来提醒她。不要说："您怎么连您的孙女都不认识了！"可以试着这样说："我觉得她是您的孙女亮亮。"
- 如果她记不清楚您是谁，请记得她不是针对您个人的，是痴呆让您深爱的亲人健忘。但是，您的支持和理解依然让人感动。

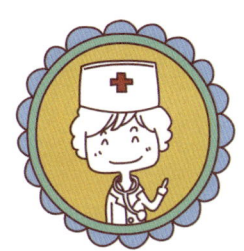

袁叔叔的老伴儿也得了阿尔茨海默病。到了中期以后，她就一阵一阵地不认袁叔叔是自己的丈夫了。不过袁叔叔脾气特别好，从来不和阿姨提高嗓门说话。当阿姨说："你是谁？我不认得你！我要回家，我要去我妈妈那儿！"袁叔叔就会又耐心又温和地说："我是你的老伴儿，待会儿我就带你出去走走！"其实也不用走，因为过一会儿阿姨也就忘了这事儿啦！

就因为袁叔叔一直善待阿姨，阿姨也听从袁叔叔的安排。虽然有时她搞不清这个人是谁，但是他毕竟是自己每天在家里都能看见的，是她觉得最亲密的人，给她带来安全感。要是这个人不在了，阿姨心里还会不踏实。所以，袁叔叔家从没因为阿姨错认而发生针锋相对或吵架打架的情况。

静如是家里的大女儿，从小离家到北京读书和工作，40年来只能在探亲的时候回到故乡看望父母。这时候，静如的母亲已经得了阿尔茨海默病。有一次她回家探亲，和母亲聊天正欢时，母亲突然说：

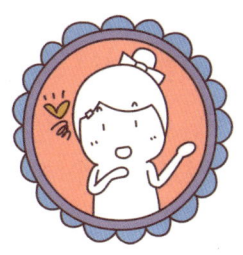

"我还有一个女儿在北京呢!"。

静如心里明白,自己离家太久,母亲因为疾病的影响,对女儿的印象已经模糊了。她没有生气,温和地对母亲说:"我就是你女儿呀,我从北京回来看你啦。"

母亲好像想起了一点,她说:"你就是我女儿呀,那,你叫什么名字呢?"

静如仍然很温和地说:"我是静如,是你的大女儿。"

因为女儿的平静,母亲也没有因为认不得女儿而感到尴尬。她慢慢地对女儿说:"我记性不好了,小辈也认不得了。不过我知道,你们都是我的亲人。"

静如说,虽然母亲已经不太认识自己,但那种血脉相连的深厚情谊,并没有被疾病带走,反而让她更加体会母亲的慈爱。

> 是痴呆让您深爱的亲人健忘
> 但是,您的支持和理解依然让人感动

应对激越行为

痴呆患者和我们正常人一样都会生气。有时候您会觉得她就在愤怒的边缘,释放出什么事情不对劲的信号——坐立不安,到处走动,什么事情都挑剔,紧张或恼火,哭喊或争吵。很多我们常人看来司空见惯的事情,在痴呆患者的眼里会变得不可容忍,往往会有灾难性的爆发。由于她患有痴呆,她没有办法给您一个清楚的解释,到底是什么事情让她感觉不对,是什么事情让她变得那么生气。

正因如此，面对患者激越行为的时候，您需要特别理解她的感受。而找出导致激越行为的原因，仍然是您应对激越的第一步。

引起激越的原因

激越可能是由于病情和药物的相互作用引起的，也可能是因为某些事情破坏了患者的生活常态，让她感觉更加迷糊和混乱而引起的。比如，她搬到新的住处或护理院，环境变化了，护理人员更换了，她无法去理解和适应一个混沌的世界，感觉疲惫而恐惧，因此发生了激越行为。

应对激越的策略

- 出现激越行为的患者应当接受彻底的医学检查，尤其是那些突然激越的患者。有经验的精神科医师会审慎地诊断，确定病因以及患者激越行为的类型，然后采取适当的治疗和干预，以减少激越症状。
- 激越的治疗方法有两种：行为治疗和药物干预。首先应当尝试的是行为治疗。您需要先了解激越背后的原因，确定触发激越的因素，预防激越，并当激越行为发生的时候能够从容地应对。

防患于未然

- 为她创造一个安静的环境。她生活、休息的地方应该是安全和安静的；
- 避免环境因素刺激而引起激越。噪声、强光、没有安全感的地方和太多分散注意力的背景都可能诱发她的激越，有时甚至包括电视——比如，电视剧里争吵、打仗的画面和声响都可能刺激到她；
- 观察她的身体舒适情况，检查是不是有疼痛、饥饿、口渴、便秘、憋尿、疲劳、感染和皮肤刺激的问题；检查她的衣服是不是过紧或者过松；确保房间温度适宜；
- 要注意她对恐惧的敏感、受到威胁的臆想，以及因无法表达自己的需要而感到的受挫感；
- 让日常生活简单化。

确定触发性事物

确定什么东西容易触发患者的激越行为，可以帮助防患于未然，以及选择最佳的应对方式。通常，触发性事物是患者熟悉的环境发生了变化，比如，护理人员的变换、生活安排的变化、出外旅游陌生的环境、有不熟悉的客人在家里过夜等等。另外，洗澡、更衣和上卫生间这类很私密的事情，如果旁边有人，她也可能感觉不舒服。这些都有可能触发她的激越。

应对激越行为的方法

- 寻找引起她激越的原因，倾听她的话，努力理解正在发生的事情；
- 保持冷静，多安慰她。您要使用平静的话语，比如，"您在这里很安全""我会一直在这儿陪您，一直等到您感觉好一点儿"。
- 如果是因为您要她做什么事情——比如换衣服、洗澡——而导致了她的激越，您可以这样安慰她："对不起，让您

生气啦";
- 带她参加活动。可以尝试用音乐、艺术或其他活动来帮助她放松;
- 改善环境。减少噪声和分散注意力的事物,或者换一个安静点的地方陪她坐坐;
- 给她一个释放能量的途径。她可能在想找点事情做。那就出去散散步,或者坐车兜兜风。

应对激越行为的戒律

- 不要提高您的嗓门;
- 不要和她争吵或讲理;
- 不要为难她、限制她、批评她、忽视她或羞辱她;
- 不要抓住她或逼迫她做什么事情;
- 不要显示出您很害怕。

应对攻击行为

痴呆患者的攻击行为可以是言语上的,比如呼喝和辱骂;也可以是肢体上的,比如击打或推搡。不管发生什么样的攻击行为,我们都要先了解她生气或不安的原因。

可能的原因

产生攻击的原因有很多,包括身体不舒服、环境因素的刺激,以及交流不畅。如果她出现了攻击行为,您需要先观察一下,是不是因为这些问题引起了她的攻击行为:

- 身体不舒服

她是不是因为休息不够或睡眠不足而感觉累了？是不是药物的副作用？她是不是身体哪个部位在疼痛，可她又没法子让您知道？

- 环境因素的刺激

她是不是被噪声或者嘈杂的环境刺激了？她是不是感觉迷路了？

- 交流不畅

您是不是问了她太多的问题，或者一下子说了太多的话？您的意见简单明了、易于理解吗？您是不是否定了她，或者对她太苛刻了？您是不是要求她去做她不愿意做的事儿了？

应对攻击行为的方法

- 找到直接原因。想想刚才发生了什么可能触发了她的攻击行为的事件；
- 注意她的感觉，而不是表象。不要关注细节，而是应当考虑她的情绪。您要尝试着去发现她言语背后隐藏的感觉；
- 不要生气或不安，不要将攻击行为个人化。她并不一定是针对您的。对她积极一点，要安慰她，用温和的语气和她慢慢交流；

不要把攻击行为个人化。她并不一定是针对您的

- 减少分散她注意力的事物。检查她周围的环境并进行调整，避免类似情况再次发生；
- 找一种轻松的活动来转移她的注意力。音乐、按摩或运动都有助于缓和这个问题；
- 如果她是因为不喜欢您让她做的某件事情，比如洗澡，而和您发脾气、推搡您，那就先安抚她，做点别的事情吧；
- 降低危险水平。很多时候您只需要退后一步，离她稍微远一点，就可以避免伤害；
- 除非情况非常严重，避免使用武力控制或限制她。她可能会变得更加受挫，很可能造成人身伤害。

应对攻击行为的戒律

- 不要对着她大喊大叫；
- 不要要求她解释；
- 不要背着双手、生闷气，或者用手对着她指指点点；
- 不要靠她太近，使她感到压抑或者害怕；
- 不要吓唬她，不要让她感到受到了您的威胁。

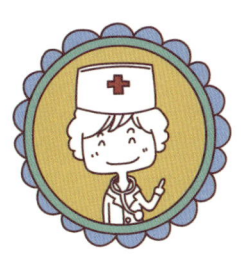

我有一个病人，4年前第一次接触的时候他就已经是中晚期了，当时他已经说不了完整的话。因为他在家里经常打老伴儿，于是家人就把他送进来住院了。住院以后，我们对老人进行评估，发现他的确已经不能进行有效的交流了。他的护工是个很有心的年轻人，我们告诉护工，你要对这个老人好，你要他做什么事之前都得先请示他。比如说你要他去洗脸，你就要和他说清楚，我带您去洗脸；如果你不和他说而是硬把他拖出去，他没准儿就跟你发脾气了。同时，我们也和其他医护人员说，对这样的病人不能说很多话，但是见到他，可以很简单地打个招呼，让他知道大家都挺关心他。所以老人住院以后从来没有再打过人。

过了一个月，老人病情已经很稳定了，就可以接回家了。他的老伴儿是个风风火火做事很麻利的人。来医院接他的时候，我们就对她说，回家以后您对他要有耐心，有什么事儿先和他好好说，说得慢一点，温和一点。老伴儿一连声地说好。

回去后第一个月，老伴儿还能保持这种平和的交流，时间长了就又回到她原来处理问题的方式上了。一旦说话快了、嗓门高了，老先生就又开始吹胡子瞪眼，有一次竟然把老伴儿的胳膊都打青了。

第二天，老两口又来我们门诊。老伴儿就把胳膊举给我看，说大夫你瞧瞧，我这胳膊都被他打青了！老先生一看到她胳膊上的瘀青，就说，哎哟，你这胳膊是怎么了？

当时我特别感动，老太太当时也又感动又委屈，眼泪都要流出来了。她说就是你昨天打的呀！老先生一脸无辜地说：我没有，我没有。老太太就说，医生你看，他打的我他都不认。

我告诉老太太说，老先生的确是不记得他当时打过您了。说真的，按照他现在这个记忆，您要是让他把刚才关心您的话再重复一遍，他都已经说不出来了，更别提记得昨天把您打成这样了。

老太太说，是呀，他在你这儿多乖啊，还问我，还关心我呢。我知道这两个老人都挺可爱的，于是就帮老太太分析，说，前些时老先生住院的时候情况很不错，刚出院一个月也挺消停的，我相信您肯定是按照我们给您的建议去做的。当然，时间长了，难免我们过去的习惯会冒头。

老太太承认说，是呀，有时候在家她就是不想理他，她把门关上一个人坐在屋子里，老头儿就在外面敲门。我说您看，他还知道在外面敲门，一是因为他看不见您会紧张，二是因为他没准担心您在里头出什么危险呢。老太太问：难道他还会担心我出危险吗？

我说，这是人之常情，就像刚才看见您胳膊瘀青了，他会心疼一样啊。他还是关心您的，只是他现在已经不会表达他的关心了！

老太太听明白了，就问，大夫，那你说我回去以后该怎么对他呢？

我说，其实您对他的关心、爱护，我们都看见啦。您不需要去改变您的个性，因为您是那么利索的一个人，让您变得磨磨叽叽也不可能，对吧？但是，您和他说话的语气、态度，还是可以去调整的。您看他到我们门诊来，我和他说话都是轻声细语的吧？可能我说五句话，他一句话都没听懂，但是我轻声细语地和他说话，他就能感觉到医生是耐心的，最起码没有给他压力。所以他不会在我这儿发脾气，您也会觉得他每次到我这来都挺好的。以后，您就和他慢慢说话，话要说得简单，其实就是让老先生知道您在关心他，这就足够了！

老太太说，那我回去试试吧！后来，她真的很努力，改变着她过去风风火火、说话很冲的沟通习惯。4年来老先生再也不需要来住院，在家的时候还能自己吃饺子呢。老太太还经常为老先生念诗歌，老先生觉得诗歌好听，就会拍手。老两口带着家里的保姆定期来医院看病，问老先生家里有谁，他会先指指自己，然后就指老伴儿，最后才指保姆。老太太很感激地对我说，是医生指导得好。我说不是的，其实是您自己做得好，因为我也从来没有帮您照顾过病人，所有的照顾都是您自己做的。老人家听了特别高兴。每次想到这对老夫妻，我都觉得他们真的好可爱！

应对幻觉

幻觉是感官对物体或事件的一种虚幻的感觉。当痴呆患者出现幻觉时，会看到、听到、闻到、尝到或者感觉到实际并不存在的一些东西，比如，她看到窗帘后有老朋友的脸庞，或者听到人们在说话。

如果她持续产生幻觉，您就需要带她一起去看医生，来确定她的幻觉是不是潜在的身体问题造成的，而且要对她进行视力和听力的检查，确认她戴眼镜或助听器能达到正常水平。

常见的导致幻觉的因素，包括墙壁上的图案、暗淡的光线在墙壁上形成的阴影、镜子或窗户的反射光。

如何应对幻觉

- 以平静、支持的态度回应她，让她把注意力转向您；
- 寻找幻觉背后的感觉。您可以尝试说"听上去您好像有点担心"，或者，"我明白这吓了您一跳"；

- 带她去散步，或者换个房间坐坐。在光线充足、有亲人陪伴的地方，可怕的幻觉往往会消退；
- 将她的注意力引向音乐、谈话或者你们共同喜欢的活动；
- 检查可能引起幻觉的噪声，比如电视或空调发出的声音；
- 找到在地板、墙壁和家具表面形成倒影或扭曲影像的光源；
- 用布把镜子盖住或者干脆把镜子移走，以免她看见镜子里的自己会认为是个陌生人。

应对幻觉的戒律

- 不要和她争论她所听到或看到的东西是不真实的，这只能让她更加迷糊和心生恐惧；
- 不要和她争吵。

应对跟脚行为

很多照顾痴呆患者的朋友说，他们患病的亲人好像一刻也不离开他们，从一个房间到另一个房间，如影随形。时时刻刻被人跟着的确是件挺苦恼的事儿，因为会干扰您做事情，而且会感觉自己全然丧失属于自己的时间和空间。

其实，跟脚行为和患者对安全的需要有关。您想一想，这个世界对她来讲是多么陌生和混沌，除了善良体贴的您，她还能找到更好的依靠吗？所以，跟脚是一个让她自己感觉平静和安全的方式。而且，随着病程的发展，她对安全感有更强烈的需求，所以跟脚就会变得非常频繁。

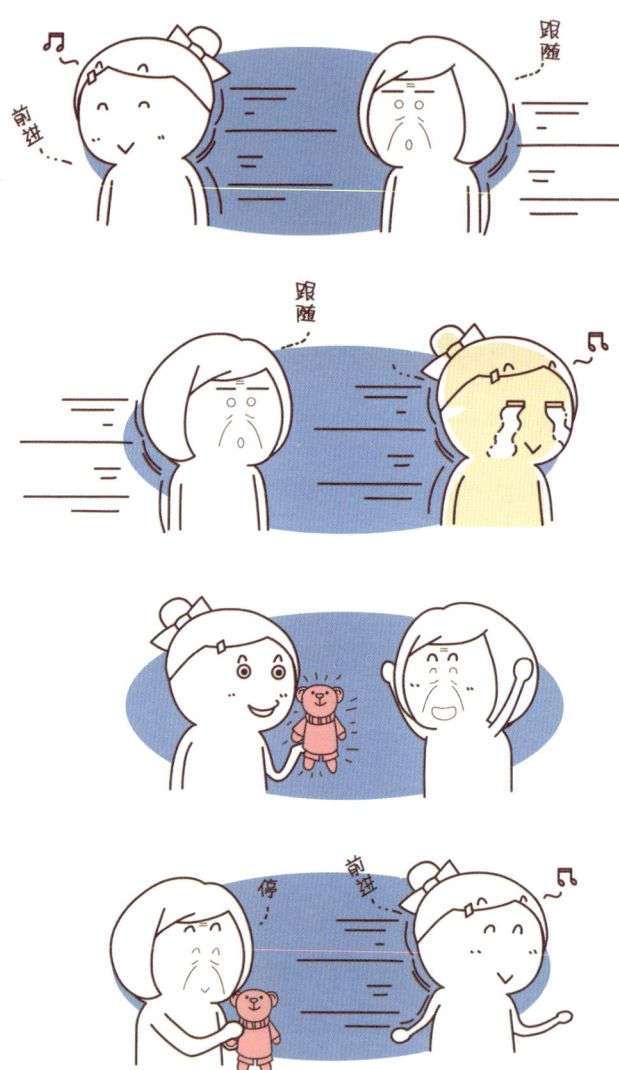

应对跟脚行为的方法

- 深呼吸,保持冷静。如果您能够理解,她的跟脚实际是对您的信任和依赖,您的感觉就会好很多;

> 她的跟脚实际是对您的信任和依赖

- 如果她一直跟脚,您就让她在您身旁帮您做些力所能及的事情。比如,您刚收下晾干的衣服,可以让她在一旁叠毛巾;
- 寻找其他可以给她带来安全感的活动或物品。随着时间推移,您会发现哪些东西或者事情可以让她平静下来。对有的患者来说可能是一个活动,比如看相册听音乐;对有的患者来说可能是某样让她感觉舒适的东西,比如毛绒玩具或者娃娃。如果您知道毛绒宝宝能给她带来好感觉,那就不要让毛绒宝宝远离她,让她抱着就好了;
- 让您的家人和朋友抽时间来照看她,分担一下您的压力。

应对跟脚行为的戒律

- 不要提高嗓门和她喊:别老跟着我!
- 不要躲着她;
- 不要把她锁在另一个房间里;
- 不要使用药品使她的行动变得迟钝。

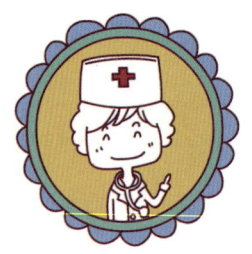

林阿姨的老伴儿已经是中度的阿尔茨海默病,有时候记不得林阿姨就是自己几十年一起生活的爱人,有时候会在房间里大小便,照护压力日渐沉重。两位老人是空巢家庭,孩子不在身边,林阿姨自己身体也不太好,不过她还是尽心尽力照顾相濡以沫50年的老伴儿。

在患者家庭俱乐部分享的时候,林阿姨说,有时候老伴儿不认识她的时候挺让人伤心的。可是,不管她走到哪里,老伴儿都会默默跟着她。尤其是带他一起出门过马路,老伴儿会很本能地拉住她的手,紧紧跟在她的身后。

就在老伴儿拉住她的手的时候,林阿姨明白,他就像个孩子,拉着自己最亲近、最信任的人。痴呆病人虽然很多事情都不明白,可是谁待他好、谁和他亲,他是知道的,在最需要的时候,他就会这样拉住她的手。林阿姨说,这就是她感觉最欣慰的时候。

> 痴呆老人虽然很多事情都不明白
> 可是谁待她好、谁和她亲,她是知道的

应对猜疑行为

记忆丧失和意识错乱会造成痴呆患者异常古怪的思考方式。有时候她会误解她看到和听到的东西。她可能对您和周围的人充满猜疑,甚至指责您偷盗、撒谎或不忠。虽然这些想法

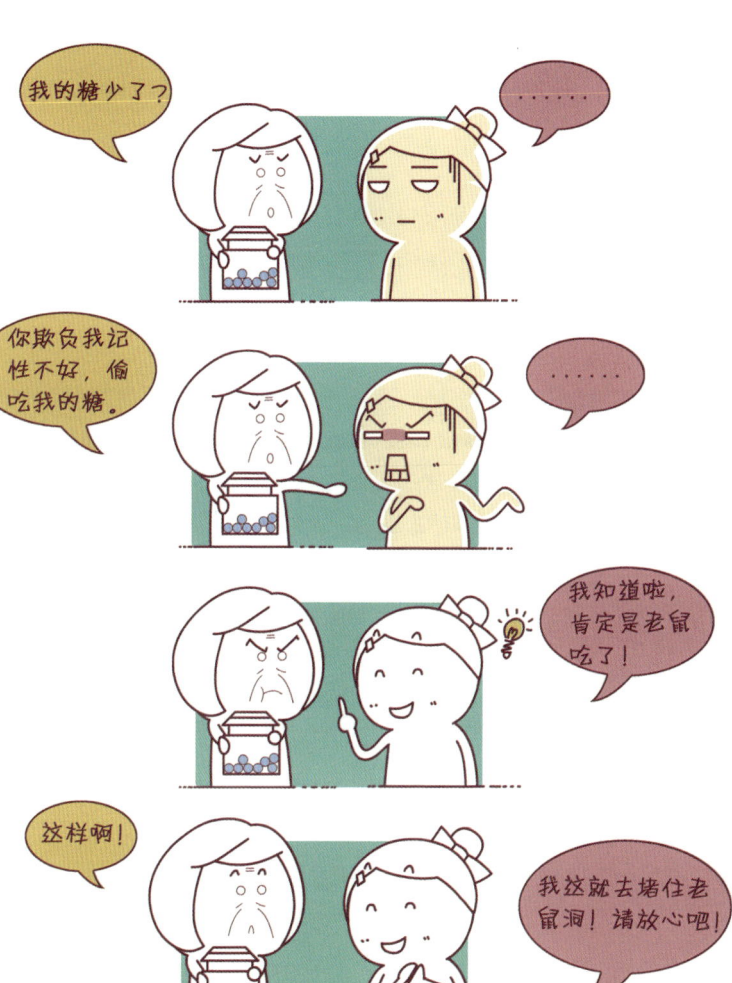

根本没有事实依据，可在她看来却是深信不疑的。当猜疑行为发生在和她最亲近的照护者身上时，如果您不了解猜疑行为的本质，可能就会有受伤的感觉。

应对猜疑的方法

- 如果她指责您，而您并没有做那些不齿的事情，不要伤心。这是疾病在猜疑和指责您，而不是您深爱的亲人。如果您能这样想，心里就会好过很多；

> 这是疾病在猜疑和指责您，而不是您深爱的亲人

- 不要冒犯她。倾听她遭遇到的麻烦，并尽量理解这个现实；然后安慰她，让她知道您很关心她；
- 不要争吵或努力劝服她。如果您一味摆出各种证据去证明自己没有做那些坏事，是她搞错了，那结果肯定会让她感到羞愧、狼狈甚至愤怒。在这种时候分辩对错已经没有意义。重要的是让她表达自己的观点，了解她的感受；
- 如果她猜疑您什么事，您可以用最简单的语言和她交流，不要用冗长的说明让她更迷糊；
- 把她的注意力转移到其他活动上去，温和地让她做点别的事情，比如帮忙做家务，没准她过一会也就忘了刚才的猜疑和指责了；
- 如果她因为乱放东西而指责他人偷窃，那么您可以主动帮助寻找丢失的东西。您可以去她平时喜欢藏东西的地方

看看有没有，也可以把容易丢失的东西做备份。如果她经常寻找某样物品，那就多买点。比如，如果她经常找钱包，那就买两个一样的。

应对猜疑的戒律

- 不要难过和伤心。这是疾病导致的，而非她故意；
- 不要与她争吵或讲理，更不要对她发火。这除了让她生气以外没有任何帮助，甚至会引发她的攻击行为，更难处理。

赵院长在福利院工作很多年，在应对老人家各种古怪的想法方面特别有办法。福利院有位入住的老人是延安时期的老干部，后来得了痴呆，老觉得自己的同屋是敌人派来的潜伏特务。于是，他就去向赵院长打报告，说同屋是特务。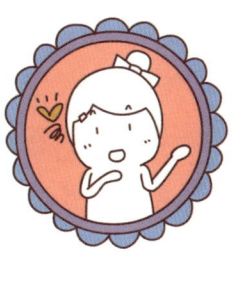

赵院长心里很明白，面前的老人已经糊涂了，如果自己和对方说明他的同屋不是特务，对解决问题不会有任何帮助。于是，她很耐心地听完老人的报告，答复说，好，你已经把这件事情报告给我了，你放心了吧。我是你领导对不对？老人连连点头说对。然后赵院长又接着说，那你要相信组织上会马上处理这件事情，你的任务已经完成了，现在就去房间休息吧！老人很听话地就回房休息了。赵院长立即把老人的同屋调到别的房间居住。后来，老人再也没有报告过"敌情"。

应对游荡和走失

痴呆患者到处游荡然后迷路的现象是很常见的,很多人都会反复出现这样的情况。事实上,60%以上的痴呆患者都会出现游荡的状况。

游荡是危险的,甚至有生命危险——比如,患者如果乱穿马路就有可能遭遇车祸,或者根本走失,再也找不到回家的路。

作为一名家庭护理员,保证您心爱的人的安全是您能够做的最重要的事情之一。在这里,我们分享一些如何限制危险性游荡的方法,尽可能把走失的风险降到最低。

什么是游荡

字典里对"游荡"的定义是"无目的地四处走动"。不过,痴呆患者的游荡通常是有目的的或者是有目标的。她可能是在寻找已经丢失的东西,或者努力完成某件事情,虽然这些目标或努力在常人看来是不可思议的。

导致游荡的原因

游荡可能是由多种因素造成的,包括药物副作用、压力、对时间空间的认知错乱、激越和焦虑、想要完成以前经常做的事情,比如上班和照顾家人,等等。比如——

- 她想离开家门去上班,其实她已经退休很多年了;
- 由于记忆丧失和认知衰退,她对周围环境,包括亲人和物品,感到陌生,想找回原先熟悉的地方;

- 她想要找到熟人的行踪，比如老伴儿；或者想找到特定的地方或物品；
- 她在新的环境里感到迷失，搞不清楚方向，想找到令她感觉熟悉和安全的地方；
- 对拥挤嘈杂的环境、杂乱的影像和声音感到恐惧，想要离开；
- 她因为自己的幻觉而产生恐惧，想离开现在呆的地方。

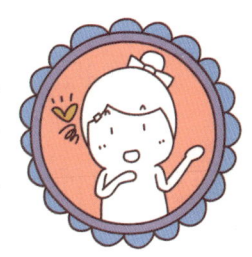

外婆和外公恩爱一辈子，谁也没有离开过谁。外婆一辈子最大的光荣，就是把外公照顾得很好。后来外婆得了痴呆，除去外公，她已经不认得家里的小辈。几年前，他们两个相继病倒了，住在同一家医院的不同楼层的病房。这是他们这一辈子第一次被迫分离。外婆一直记挂着外公，她已经说不出外公的名字，可她总是不停地问医生，老先生在哪里，我要去看老先生。

因为心里有牵挂，外婆趁自己还能走动，就想去探望外公。只是，虽然医护人员告诉过她外公住在哪一层，但她实在记不起来。于是她就自己乘电梯上上下下，希望能找到外公。医护人员发现外婆不见了，赶紧在医院里面找，幸好在电梯里发现了外婆。医生把外婆带到外公那里，外婆也终于找到了她心爱的丈夫。

减少危险性游荡和走失的建议

- 鼓励她进行适当的活动，来减少焦虑、激动和坐立不安；

- 确保满足她的所有基本需求，比如吃饭、喝水、上厕所；
- 让她参与简单的家务活动，比如叠衣服，或者整理杂志；
- 如果她喜欢走路，可以在家里收拾出来一个通道，把容易挡住道路或让她摔跤的小件物品挪走，就让她在家里多走动；
- 如果她想外出，您就陪着一起出去散散步；
- 要确保她的鞋子穿着舒适。舒适的运动鞋将确保平衡、支持，有助于她避免肌肉酸痛；
- 注意她的脚。在帮助穿衣和洗澡的过程中，看看有没有水泡或嵌甲；
- 在她感觉迷路、或者被遗弃时，安慰她；
- 在通往室外的门的高处或低处安装安全插销，防止她离家出走；
- 将她的情况告诉邻居和当地社区服务部门，如果他们发现老人走出家门，可以帮忙把她带回家；
- 保存她的近照或者录像，以便她走失的时候，可以马上寻求警察和搜救队的帮助，一起寻找她；
- 如果您要带她出门买东西或者逛公园，为了防止她走失，可以让她随身带一个身份识别牌子，上面写有她的姓名和您的联系电话，以备发现她走失的好心人能及时了解情况，和您联系，送她回家；
- 外出时佩戴有GPS定位的手表或其它装置；万一走失，您可以请服务供应商定位出她的大概位置，以缩小搜救范围；
- 准备一份清单，写清楚她正在服用的药物名称和剂量，以备万一。

在新浪微博，有位叫"爸爸妈妈TMC"的网友这样分享她的经验：

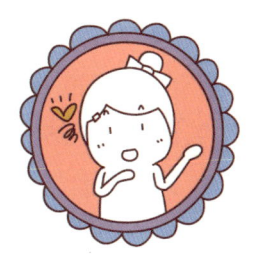

"我老妈也曾走丢。在找到她以后，就给她每件外衣的左前胸位置都缝上了印有家人联系方式的布标。老爸在世的时候，所有的布标都是他一针一针缝上去的。后来，老妈又在家附近走丢过一次，还真的是凭衣服上的联系方式，由好心人联系到我们，及时把她送回来了。

"有了名牌，就能让有心人凭上面的联系方式找到家人，同时如果老人在外面有异常行为的话，别人看到名牌也就能意识到她是'病人'，而不会为难她。"

防止走失的戒律

- 不要把她一个人留在家里，她需要人时刻照看；
- 不要提高您的嗓门冲她嚷嚷或者发火；
- 不要有人身限制；
- 不要不理睬她，也不要不理会她的恐惧；
- 不要把她一个人锁在房间里；
- 没有医生指导，不要随便让她服用镇静剂。

我们经常遇到一些患者家属问：家人也不可能永远呆在家里守着患者，如果自己要出门，能不能就把她反锁在房间里呢？

我们给您的忠告是，不要把痴呆老人一个人锁在房子里，反锁在家中其实是不安全的。一方面，痴呆老人的判断力是很差的,她也没有应对紧急情况的能力。家里如果出现意外,比如失火,她连门都出不去,也不知道要呼救,很有可能因此失去被别人救援的机会。

另一方面,从老人的角度来看,她被丢弃和反锁在家里,对她来说也是一件很恐怖的事情。其实换我们任何一个正常人,如果被关在一个地方出不去,心里也会觉得非常害怕和紧张,更何况是痴呆老人呢!如果她出现一个什么想法,觉得自己要出去、却又无法打开门的时候,您可以想象,这将对她的认知和情绪造成多么大的创伤,本来就有的一些行为问题就有可能加重,对家人的不信任感就会加强,给未来的照护带来更大的麻烦。

所以,我们的建议是,这个时期的痴呆老人是需要人陪伴的。如果您需要出门,或者要腾出时间来让自己放松一下,可以请其他的亲人、朋友、邻居,或者小时工以及社区工作者来帮忙看护她。

我们医师在为中期痴呆患者的家人提供照护指导的时候,特别强调安全问题。也是出于对医师的信任,大部分的痴呆家庭还是很把防止游荡当回事儿的。

但是也有一个例外。有一家人就没当心,让得病的老人跑出去了。他们没有想到,老人一旦跑出去,就有可能再也找不到回家的路。这家人住在石景山附近,3天以后,老人被人在门头沟,也就是距离自己家几十公里的地方找到了。所幸的是，人还活着；但很悲哀的是，老人走失的时候是很寒冷的冬天，外面还下雪，老人在雪地里已经冻坏了。最后他的双手不得不做手术，截掉了手指。

我听到这个消息，心里特别特别的沉重。其实得痴呆的老人，认知功能差一点没有关系，他还有很多生活机能是保留着的；可现在，他的手指全被截掉了，他保留功能的工具都没有了，这种痛苦简直是雪上加霜。

我一直在想，这位老人经过这么一次折腾后，肯定不仅他的认知功能会下降很多，他整个的生活质量也会明显地衰退，因为他手指都没了，就连自己吃饭的能力都没有了。

应对不恰当的行为

痴呆摧毁人的思考能力。它让患者忘记一生所学的礼貌，还有曾经恪守的道德。患者同时也失去自身行为会影响他人的自省意识。这导致的最简单的结果就是，痴呆患者有时无法控制和审视自己的言语和行动，他们可以变得冲动不羁，举止行为有异于常人，而且不可预计。

这种失控可以表现为任何形式，比如，患者会用手直接去抓食物而不是使用筷子和勺子；使用从来没有用过的诋毁或粗俗的语言；行为变得放肆，比如，暴露自己的性器官，做下流的手势，或者在公共场所小便，等等。

请记住，您照顾着的亲人并不是故意这样子的。无论出现什么样不恰当的言语或行为，您都需要尽量去找到原因和可能的解决方法。

如果患者发生这种异常的不当行为,您需要寻找这些行为的最初迹象并提前干预。当这些迹象出现时,您可以提前采取行动来转移她的注意力。

下面,我们举一些应对不当行为的例子,相信您在长期和患者相处的过程中,也能摸索出处理类似行为的好方法。

- 如果您观察到她开始摸索自己的衣服,并且因为有急切的尿意而开始变得轻度激越,那您可以温和地引导她到公共厕所去小便;
- 患者可能在不恰当的时间和场合脱掉衣服。如果当众把衣裤脱掉,实在是很尴尬的事情。那您可以选择适合季节、简单而舒服的衣物给她穿,这样她不会因为着装过热而当众脱掉衣服;
- 痴呆患者有时会忘记他是已婚的,有时会去和异性调情,或采用不当的行为接近异性。在养老院,有时会接到女性护理员的投诉,说某个老先生调戏自己。一旦出现这种不同寻常和不当的行为,尽量将患者的注意力转移到其他活动上去,或者带他去一个独处的地方。不要生气或嘲笑他;
- 痴呆患者可能忘记或不理解商品是要购买的。她会随意拿了货品就走出超市,而根本没有意识到这是错误的行为。您可以让患者携带一张钱包大小的卡片,上面说明她记忆缺陷的问题。这可以防止患者感到尴尬。

> 如果您发现她的行为我行我素且不管不顾请尽可能耐心。这是她无法控制的。这就是痴呆

我们医院有一位病人,被诊断出额颞叶痴呆。这位老人天天捡垃圾,他们家就和垃圾站一样,堆着的垃圾甚至自燃过,相当危险。可是老人还是拣,家人也特别苦恼。

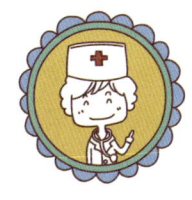

这个病例太特殊了,因此我就带着研修生前去家访。这位老人一直很喜欢我们,因为他觉得我们对他态度特别好,不骂他也不凶他;而他每次捡垃圾,周围的人都对他很是鄙视的。

正好这时候有一家护理院开放3个月的试住活动,这位老人的家属当时已经感觉照顾他很困难了,想送他进去住一下。我们也觉得这是个好机会,因为趁着这个时间,就可以把家里的垃圾清理掉了。

就这样老人住进了护理院。额颞叶痴呆患者的症状是很突出的,一个是推理能力、判断能力很差,分不清轻重,说话不过脑子;另外就是他们的食欲都很好,有的甚至食欲亢进。不久,这位老人就在护理院出状况了。有一次,他和发饭的工作人员说想再要一份。工作人员就说不行,我们这儿每人一份,你怎么那么能吃啊!

工作人员因为不了解额颞叶痴呆,所以这句话就把老人刺激了,在老人听来这是很大的侮辱。一言两语地就顶撞起来了,吵得不可开交。而额颞叶痴呆患者的行为是不可控制的,老人就动手打了工作人员。于是,护理院对老人采取了身体约束。家人过去探望,发现手臂上还有青紫和瘀伤。老人强烈要求回家,护理院也不肯再收留他。就这样,老人在护理院住了不到一个星期,家里垃圾的清理才开了个头,他就回家了。

我再次去家访的时候发现，家里弥漫的都是垃圾的味道，只有一条路可以走进房间，其他地方恨不得要爬。很多垃圾都已经发霉了，家里连坐的地方都没有。老人也很敏感，说，这让你坐哪儿呀，这些垃圾会把你弄脏的。

好，终于提到我们要解决的垃圾问题了。我就问老人，您家堆了这么多垃圾都要干嘛呢？老人说，我拣来都是要卖的。我又问：那您准备怎么卖呢？老人回答说：我也不知道这个怎么卖，太多了！

我说您看，您也说垃圾太多了，是吧？我们干脆来分一分类，那些时间太久的垃圾，咱们就给扔了行不行？您刚拣回来的，允许您在家放一个星期。超过一个星期，要是您还没卖掉，咱们也给扔了，行不行？

老人说：行。

就这样，我们算是做通了老人的工作。这次回家后，他就没有变本加厉地捡垃圾，家里也开始陆陆续续地清理垃圾。只是他在小区捡垃圾的时间太久了，邻居、社区工作人员都不太愿意来帮忙，只能靠老伴儿来清理，所以需要有愚公移山的耐心。在药物治疗上，我们也给他用了一点让他情绪变得稳定一些的药物。捡回来的垃圾，过两天老伴趁他不注意给扔了，他也不会像以前那样发那么大的脾气了。

应对痴呆患者的抑郁问题

根据医学统计，1/3的痴呆患者会伴随抑郁症。如果您照顾着的亲人出现情绪低落、难过、绝望、沮丧、泪流满面、干

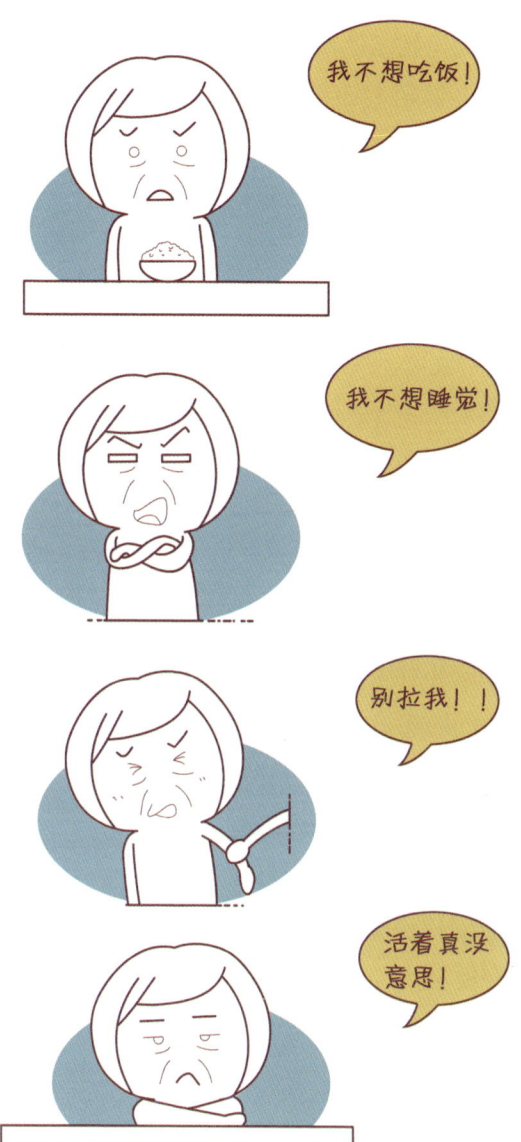

脆大声哭泣的现象，或者从日常的活动中得到的乐趣减少，您就需要警觉，她是不是同时患有抑郁症了。

医学上界定，如果一个人持续2周时间出现下列2种或2种以上的症状，就有可能罹患抑郁症——

- 把自己隔离起来，回避社交活动
- 食欲下降
- 睡眠障碍
- 易怒
- 激越
- 行动缓慢
- 疲劳
- 感到自己没用或者绝望，总是有负罪感，觉得自己拖累家人
- 反复出现死亡的想法或试图自杀

如果您怀疑亲人得了抑郁症，请带她去看医生。诊断痴呆患者是否同时患有抑郁症涉及很多复杂的因素，所以要请专业从事诊断和治疗中老年人抑郁症的精神科医师进行彻底的评估，来确认您的亲人是否患有抑郁症。

痴呆患者的抑郁症，最常见的治疗方法是药物治疗，不过非药物的支持也非常重要。简单告诉患者"您要振作起来"或者"您要努力"是没用的。不光是痴呆患者，其他的抑郁症患者也很少能靠纯粹的意志力让自己好起来，他们都需要大量的陪护、安慰和专业服务。

应对抑郁的方法

- 为她安排日常活动的计划。有些困难的活动,比如洗澡,可以利用她情绪和感觉最佳的时间来进行;
- 把她现在还喜欢的活动、人或者地方列一份清单,这样可以有针对性地安排她的活动和社交;
- 早晨带患者出去遛弯锻炼。锻炼对改善抑郁症状会有很大的帮助;
- 认识到她的挫折或悲伤,安慰她,同时向她表达很快就会好起来的信念和希望;
- 庆祝她的进步,哪怕是一点点的进步;
- 寻找她能够对家庭生活作出贡献的方式,一定要认识到这些贡献,并且夸奖她、鼓励她,让她感受到自己的重要;
- 确保她是家庭的一份子,受人爱戴、尊敬和赞赏;
- 给她提供喜爱的食物,以及有意义的舒缓活动;
- 让她相信自己不会被遗弃;
- 考虑支持性心理疗法,定期看熟悉老年抑郁症治疗的心理医师。

小结:顺势而为,从容面对

刚才我们用了大段的篇幅,和您分享如何为中期痴呆患者提供日常照料,以及如何应对诸多棘手的问题行为。其实,读到后来您自己就会发现,与您心爱的亲人建立良好沟通是最重要的,您对她的体贴、理解和耐心的引导,其实贯穿了所有的照护工作。

> **与您心爱的亲人建立良好沟通是最重要的
> 这贯穿了所有的照护工作**

痴呆对患者的思维造成很大的影响，通常会导致她所认定的、所说的和所做的都是错误的。这些错误会表现为多种形式，比如——

- 她叙述的事情是不真实、不正确或者压根儿不存在的；
- 不能辨认熟人的身份，甚至包括至亲。比如，否认和自己生活多年的老伴儿是自己的丈夫；
- 虚假断言，比如说，有人在窗口偷看家里的情况，还试图偷衣服；
- 重复提问，重复讲述故事。对于她来说，每一次都是第一次，因为她不记得自己已经问过或者说过，而且旁人已经给过她很多次答案了。

因为您的认知能力是完整的，所以您会很清楚地知道她哪些地方想的、说的或者做的不对。可是，您所照顾的患者并不理解真正发生了什么。

现在的问题是：您可以做什么？您怎样来面对她那部分不正确的想法呢？

我们发现，照护者通常选择两个方法去做。一种就是直接面对她不正确的想法和说法，尝试着让她回到正确的轨道上来；另一种则更关注患者的感受，而不是事实本身，在和患者交流的过程中顺势而为。

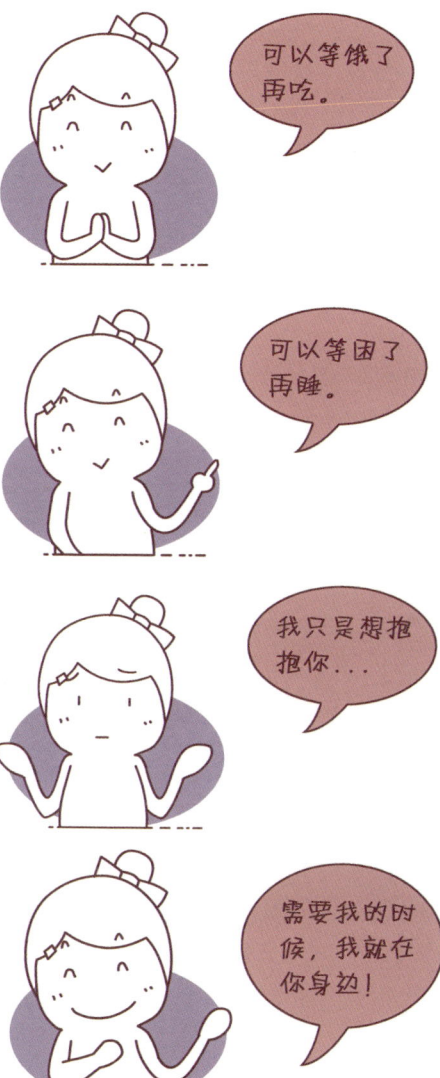

第一种做法，我们管它叫"现实导向"。现实导向经常被采用在护理院的环境中，它的基本理论是，思维需要受到刺激并有规律地关注现实，这会帮助患者维持"健康"的思维。因此，思维的错误应该被纠正，一个人应被定期告知或被询问他们是在哪里，现在是几点，几月几日，什么季节，他们周围在发生什么事件，等等。"现实导向"理论认为，用这种方法帮助一个人对周围的世界保持关注和警觉，是照护者的一个任务。

对于不受痴呆影响的人，现实导向是一种很有效的帮助。然而对于痴呆患者，现实导向却很有可能是无效的。如果强行采用，很可能让患者受到刺激，感觉到自己老是出丑。而照护者也会因为帮助患者建立正确思维的努力起不到效果而沮丧。这种沮丧和挫败的感觉也会传递给您所照顾着的亲人，于是她的感觉也会跟着变得更加糟糕。

基于这些原因，我们不建议在照护工作中采取现实导向的方法。因为，在痴呆患者的世界里，已经没有什么对和错。帮她建立健康和正确思维的努力，只能让您的照护工作更加艰难。

在痴呆患者的世界里，已经没有什么对和错

而另外一种更关注患者的感受而非事实本身的策略，叫作"验证"。

验证策略认为，患者所说可能是一条线索。不管她说得对不对，这条线索关乎她的感觉。验证策略建议照护者灵活采用患者所说的话,以及言语背后的情绪,作为和她沟通的一种方式。验证是指对感情的真实性和其来源真实性的承认。某种程度上,验证是一种特殊形式的聆听。您面前的亲人,已经再也不能真实可靠地表达自己的感觉,但是她依然渴望表达,渴望得到您的关注和倾听。

外婆一生喜欢种花,阳台上放满了她种的各类花草。每年春节前,她就开始养水仙。到了春节,洁白的水仙盛开,家里就有淡淡的清香。她得痴呆后,有一次和家人聊天,她突然说,我种过红色的水仙呢!刚开始我们叽叽喳喳地反驳她:水仙都是白色的呀,什么时候有红色的啦?但是小姨父很聪明,他赶紧说:有一年姆妈是养过的,红颜色的水仙花,很漂亮呢!外婆听他那么讲,笑得好开心呢!

您采取验证法和患者交流的内容,往往不一定是在现实生活中存在的,甚至可能和事实是相反的。验证法需要您像一个演员,在一个特殊情景下,扮演一个特殊的角色。您需要肯定和接受患者在不真切的言语背后的感受,然后用这种感受去引导她做点别的有意思的事情。当痴呆患者的感受得到照护者的体谅和尊重时,她就比较容易被引导。

> 验证法需要您像一个演员,在一个特殊的情境下,扮演一个特殊的角色,给患者肯定。

我们来再看一个验证法的例子吧。

老伴儿说:"咱闺女今天下午来家里看我。"事实上,您心里明白女儿其实在外地,不可能在下午来家里探望父母。

您可以这样回应:"我也想念闺女。咱们一起看看外孙女儿的照片吧!"

而这样的回应,会让她享受儿孙之乐,也不会因为女儿不能来探望而感到不高兴。

当痴呆逐渐剥夺一个人的认知和行为能力时,您能做的就是顺势而为,给患者多一点理解和体谅,减少照护工作中的争吵和冲突。这样不仅能让她过得好一些,您也一样会从中受益。

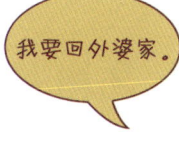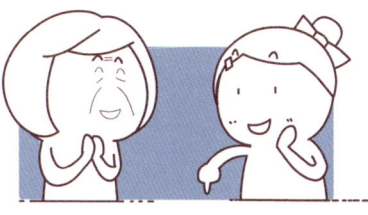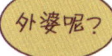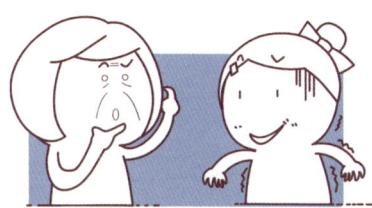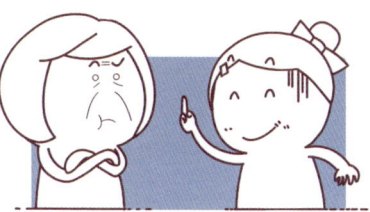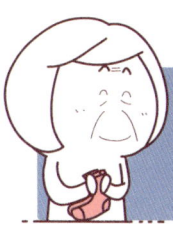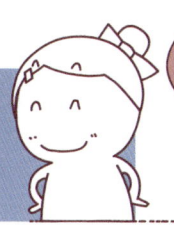

怎样挑选养老机构

当患者进入痴呆的中期和晚期时,相当一部分的家庭会选择把患病的亲人送到养老机构或者老年护理医院去。如果您选择这样做,并不意味着您已经失败了。因为患者的认知功能和身体机能会持续下降,而且还可能同时患有其他慢性疾病。家庭的护理能力在这个时候是有限的,把她送到能为她提供专业照护服务的机构可能是更好的一个选择。您仍然可以经常去护理机构探望她,让她知道您会陪伴她走完人生的旅途。

不过,在您作出把她送去哪家护理机构的决定之前,一定要亲自筛选和参观,了解并确定这家机构是否能承担起照护您心爱的人的任务。把亲人送过去以后,您也需要持续和护理机构保持联系,以追踪您的亲人是不是得到很好的照顾。

挑选的第一步:电话筛选

通常家庭在选择养老院的时候,会根据网络搜索、朋友介绍、广告查询等方式,准备好一份家庭所在城市的养老机构清单。您可以先和这些机构打电话联络,进行第一轮的筛选。我们建议您准备好下列问题:

1. 您这家养老院是不是接收痴呆老人？

如果对方的答复是不接收，那您就可以把它直接从名单上划掉了。不接收痴呆患者的护理院通常没有专业照护能力，您也就不必考虑把您心爱的人送到那儿去了。

您得到的另一种答复可能是："我们能收！"记住，不要被这么干脆的"我能！"所蒙蔽。有一些老年公寓或者养老院为了拉生意，只要是咨询的就照单全收，但未见得真的有护理能力。您还需要接着咨询后面的一些问题来继续考量。

有的养老院可能会回答您："要看您家的老人痴呆是什么程度的，都有哪些症状？"这个是相对比较严谨的回答。有的老年公寓可以接收轻度认知障碍和早期痴呆的老人，有的护理院可能接收晚期的患者。所以，您可以继续您的提问了。

2. 您这家机构有专门为痴呆老人提供的居住区域吗？

这个问题又会帮助您筛掉一些不合格的。您想一想，如果痴呆老人不分区居住，认知功能正常和不正常的都住在一起，老人之间的纠纷必然会非常多，那情形会是多么混乱和不安全！

3. 您那儿有懂痴呆的医师和护士吗？护工接受过痴呆照护培训吗？

有些养老院会聘请退休的老年病医师，也有的会邀请大医院的医师定期来对入住老人的身体和智能状况进行评估和检查，还有的养老院的护士长拥有丰富的老年病房工作经验。虽然这些专业人士不可能像大医院的记忆门诊一样在医学专业方面那么精通，但至少对于痴呆是有所了解和接触的，遇到常见问题还是能够应对的。如果这里的护理人员接受过痴呆照护培训，那就是最好不过的事情了。

通过这一轮的筛选，您会完成一份能够接收痴呆老人的护理院名单。好，下一步，我们陪您一起去参观吧！

参观养老机构

到了您备选中的养老机构，您可以从以下几个方面来考察——

- **设施和环境**

痴呆老人需要一个安全、舒适和宁静的生活环境。有的老年公寓装修豪华得像宾馆，但是不一定就适合痴呆老人。有的养老院周围充斥噪声，那也不适合痴呆老人居住，因为噪声是非常容易刺激他们的。

- **工作人员的精神状态**

负责接待的工作人员是否精神饱满，态度友好而礼貌？您在这里看到的护理员是充满工作的愉悦感，还是愁眉苦脸？他们推着坐轮椅的老人出来，是耐心陪老人说话或游戏，还是自顾自地和其他护理员聊天？他们见到您的时候，会不会有礼貌地点头问好或打招呼说"您好？"

护理人员的素质极为重要。因为，入住护理院的痴呆老人的生活质量取决于她和直接护理人员的关系。

入住护理机构的痴呆老人
生活质量取决于她和直接护理人员的关系

- **入住老人的状态**

这里入住的老人多吗?他们看上去是开心还是郁闷?他们看到您这样的访客,会发自内心地向您微笑吗?他们是经常出来活动,还是只在自己房间看电视或发呆?他们和自己的护理人员相处得融洽吗?

- **管理人员和专业人员的素质**

您见得到这家机构的院长吗?您和她交谈了吗?您喜欢这位院长吗?这里有常驻的医师吗?来自哪个医院的哪个科室?这儿的护理长您见到了吗?她以前的工作背景是什么?

护理机构高层管理人员的职业素质也将决定这家护理机构的品质。

另外,您必须向护理长或院长了解,这里的护工是否接受过痴呆照护的专业训练。

- **参观痴呆专区**

这家机构允许您参观他们的痴呆照护专区吗?那里的老人精神状态如何?护理人员状态如何?她们足够耐心和细致吗?

如果您能进入照护专区,您需要全面开启您的感官。生活环境对痴呆老人的视觉、触觉、听觉、嗅觉都有直接的影响,所以走进专区,您需要看看房间色彩是否明亮,光线是否柔和,卫生间是否有明显标记,马桶和淋浴区是否有扶手,家居看上去是不是舒服……

还有一点很重要的是，您需要闻闻这里有没有尿失禁或厕所的气味。如果有，就说明这里未能很好地管理痴呆患者的如厕问题，而且院舍的日常清洁也做得不好。这样的环境，您的亲人住进来是不会舒服的。

> **不要把您心爱的人送到臭烘烘的养老院去！**

- 饮食和营养

这里的老人就餐时间固定吗？他们每周的菜单是什么？营养搭配合理吗？痴呆患者在就餐的时候需要更多的帮助，这里的护理人员是怎么做的呢？

- 和入住者的家庭成员交流

如果您在养老机构碰到其他入住者的家属，可以友好地向他们询问他们对这里服务的评价，还可以更详细地了解一些细节问题，比如说，工作人员是否对入住老人和家庭的要求及时回应，老人夜间醒来是否能得到照料，卧床老人按时吃饭喝水是否有保障，是否有防止感染的措施，等等。

等参观完您备选的养老机构，您就可以选出您比较信赖和喜欢的那一家，和院方洽谈，安排亲人入住了。

您的持续支持

当您把亲人送进养老机构以后，您需要定期去探望您的亲人，同时要和护理人员保持顺畅的沟通，这是保证她在养老机构内得到良好照顾的关键。我们在这里为您提供一些建议，相信您为了亲人，可以做得更好——

- 尊重护理人员的出色工作，向她们表示感谢。如果您激发出她们的正面能量，她们将更加善待您的亲人；
- 如果您有问题或担心，就用平和的态度直率地说出来，和她们坦诚交流；
- 您需要和她的直接护理人员多接触，告诉她们您的亲人的好恶和日常习惯，帮助她们逐步了解您的亲人，以便更好地照顾她；
- 多去养老院陪伴您的亲人，哪怕只是静静地坐在她身边，握着她的手也好。

迎接下一个阶段的来临

随着时间的流逝，您会发现您患病的亲人会从活跃而变得安静。她会慢慢地失去与您的接触，全然失去讲话能力，失去独立行走的能力。她已经需要您的全面照顾。

这些都是新的迹象，意味着您照护痴呆患者的工作已经接近最后阶段。我们希望您在这漫长的照护工作期间好好照顾您自己。在随后的一段时间内，您依然需要做很多决定，并完成很多工作。

坚持！

晚期痴呆患者照护训练

- 了解您的对手——痴呆晚期阶段

- 痴呆晚期照护

了解您的对手——痴呆晚期阶段

照顾痴呆患者真的非常辛苦。在刚刚过去的痴呆中期阶段，您已经花费了数年的时间来照顾一个已经不太配合您、时有问题行为发生的亲人。您和她共同面对了吃饭穿衣和洗澡的困难。您陪伴着她度过多年睡眠不足甚至不睡觉的时光。您承受着她的记忆错乱、胡搅蛮缠、猜疑责怪和乱发脾气。您已经写下了属于您和她的传奇故事。

到了痴呆晚期，她已经做不动这些事情了。疾病给她大脑带来的伤害让她不认得您是谁，也不知道自己是谁。她再也不能理解她所看到的一切。她会失去讲话的能力，顶多偶尔蹦出几个词儿。她无法再独自行走或站立，也不能独立吃饭。她也无法控制自己的大小便。到了痴呆晚期，大部分的时间她需要卧床。

您心爱的亲人离开世界的时间渐渐近了。

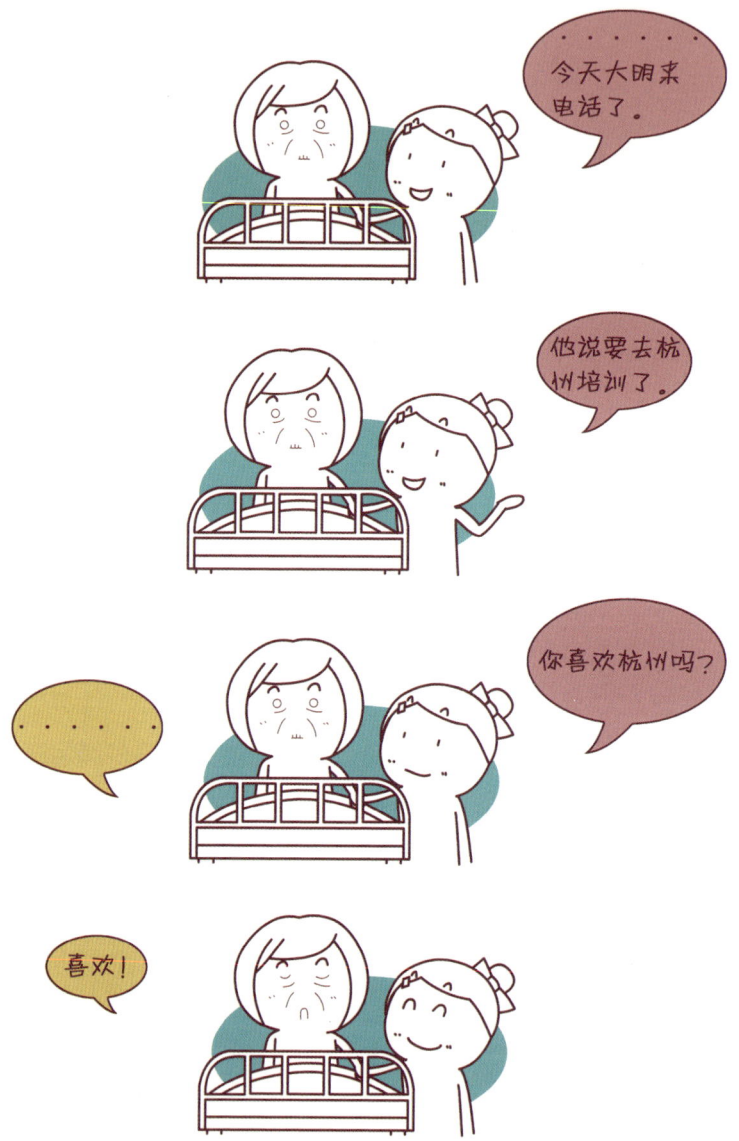

痴呆晚期照护

继续给她您的关爱

尽管您患病的亲人可能不认识您是谁,但她依然有感受。她可以感受到恐惧、孤独和悲伤,她更可以感受到亲人的爱和关怀。她对爱的需求在这个时期尤其强烈。

> 就算已到生命的晚期,她依然可以感受到亲人的爱和关怀。她对爱的需求在这个时期尤其强烈。

其实,我们换过来想想,小婴儿刚出生的时候,她最喜欢的是什么?最喜欢的是爸爸妈妈的笑脸。如果小孩子在发育和成长的过程中接受的都是这种微笑,这个孩子长大以后性格也会是喜悦而平和的,对什么都容易知足,不会什么都想要,或者得不到她就受不了。但是如果爸爸妈妈每天都愁眉苦脸的,或者总是发脾气吵架,那孩子的心理发育也不会健康。

很多的科学研究已经证明,一个人的情感感知能力是从生命的早期就开始形成的,哪怕那时候小宝宝还不会讲话,她就已经能感知到大人们的盈盈爱意。而对于痴呆患者来说，她实际上是在逐渐退化，回到生命的原点。那最原始时期形成的情感感知能力，到她生命晚期的时候还是保留着的，就像镜像对应的关系。

当您知道她就算不认得您，却依然渴望您的关爱的时候，您可以做的是，在她想移动的时候搀扶她；对她轻轻讲话，为她唱歌或哼小调；放她喜欢的音乐，拉着她的手，轻轻地抚慰她；在她身边能触摸到的地方，放上她喜欢的毛绒玩具，等等。

看着她日渐衰弱，您知道无论您和医生怎么努力，最终痴呆还是会夺去她的生命。但是您也可以欣慰，因为您已尽了最大的努力，在她生命的最后一个阶段，依然不离不弃地付出您的深爱。

最后的集结

现在到了作出艰难选择的时刻了。痴呆晚期阶段的护理任务和早期、中期完全不同，对于照护者的身体是一种艰苦的挑战。您需要定时将她从躺卧换成坐立姿势；当您把她从床上移到椅子上时，您需要能够抱住她，承受她全部或者大部分体重。大多数这样的任务需要两个人才能安全地完成。

如果您选择一直把她留在家中护理，您肯定需要更多的帮助。您要了解您所在社区的养老服务机构是否有居家护理服务，或者有哪些家政公司可以外派家政人员到您家中帮助进行日常照护。大部分家庭会在这个阶段把老人送进养老院或老年护理医院。您也可以这样做。

最后的照护——安全和舒适

在痴呆晚期阶段,她的世界将缩小到一个房间、甚至一张床上。她对周围发生的事情已经丧失兴趣。她不再能够认出任何事物或人,也不能用自己的眼睛分辨世界上发生的事情。她将在大多数时间里卧床,或者背靠枕头坐着。由于她无法过多地移动,她的皮肤容易受损,关节会变得僵硬,卧床也可能带来褥疮和感染。所以,在晚期,您要做到的是让她尽可能生活得安全和舒适些。

保持骨骼和皮肤的健康

晚期痴呆患者的皮肤会失去弹性,容易被擦伤。她的骨骼、关节也变得很脆弱,可能会出现肘部、膝盖、臀部和下身的疼痛,而且容易受伤。

您可以尝试着这样来做——

- 触摸她的时候,手一定要轻一些;
- 每隔两小时挪动一下她的位置,减少身体某个部位的压力。您需要学习如何抬起并移动患者。如有可能,就让专业护理员来帮助您一起做,避免伤害到她;
- 使用枕头或垫子保护关节部位,包括肘关节、膝关节和髋关节。用乳霜轻轻涂抹在关节部位。如果她一直呆在床上,就可能会出现关节僵硬的情况。您需要让她保持关节的活动。您可以每天慢慢地、小心地移动她的胳膊和腿2~3次;
- 保持她的皮肤干净,定期为她轻轻擦洗。检查她的皮肤是

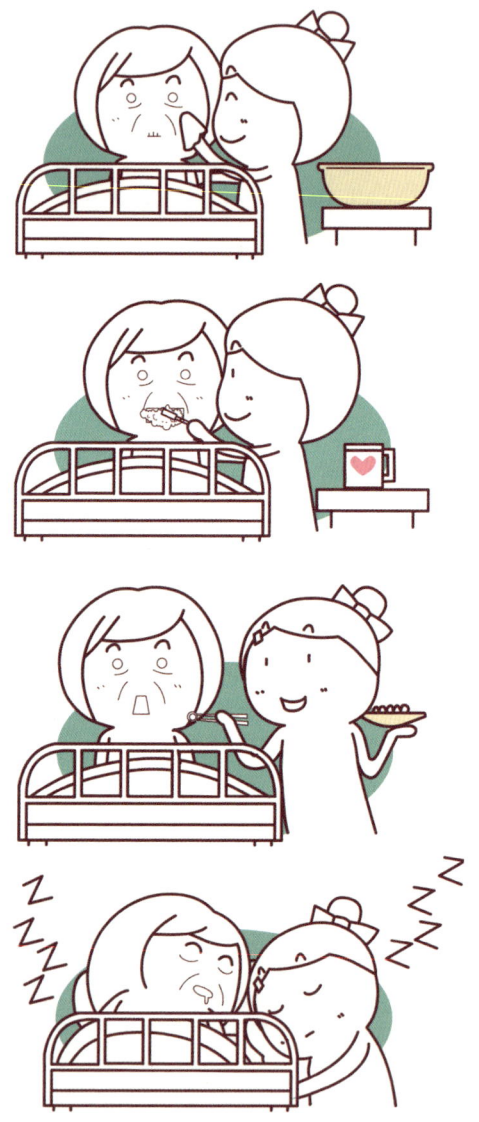

否有擦伤或疼痛感。要注意皮肤的保湿，擦洗后记得给她涂上润肤露；
- 使用干净的床单、枕套和被套，保护她的皮肤。

维护肠道和膀胱的功能

处于痴呆晚期的患者可能由于各种原因出现大小便失禁、泌尿系统感染或便秘。首先要看医生以排除可能的医疗问题。而您可以做的护理工作有——
- 设定上厕所的时间表。用书面记录她去洗手间的时间以及饮食的时间和数量。这有助于您跟踪她的生理规律，据此制订时间表；
- 在床垫上铺一层橡胶或塑料罩，使用成人尿布，确保尿布尺寸合适。如果她躺在床上，您可以解开尿布，以便她的皮肤可以通风；
- 监控她的大便情况。如果她便秘，可以在食物中加入天然的通便物质，比如，富含纤维素的蔬菜、谷物和水果；
- 每隔几小时对她进行检查，目的在于保证她身体的洁净。

帮助她安全饮食

晚期痴呆患者不再关心吃饭或喝水。她还会出现咀嚼和吞咽困难，这将加大她打嗝的危险。当她打嗝时，她嘴里的食物或汤汁很容易进入她的气管或者肺部，从而引发肺炎。

您可以这样来做——
- 给她喂饭前，先让她呈坐立的姿势，确保她在进餐时身体

是舒适的。为了帮助她消化,进餐后半小时要让她依然保持坐立姿势;
- 给她充裕的时间吃饭,不要催促她,也不要强迫她;
- 为她准备松软的食物。如果她已经不能吃固体食物,那么就做成糊状;
- 在给她喂下一口饭之前,先检查一下她是否已经咽下了食物;
- 在牛奶、豆浆、果汁、汤汁里添加淀粉,让液体变得浓稠一些,便于她下咽,防止她被呛着;
- 做好准备以防噎着。吞咽困难会导致咳嗽和窒息。您需要为紧急情况做好准备,最好学习一下窒息急救操作法。

认识疼痛和疾病

在疾病的后期,她已经失去沟通能力,身体哪个地方不舒服或者疼痛,她已经很难表达出来。如果您觉得她身体哪个部位有疼痛或疾病,要尽快看医生并找到原因。在某些情况下,需要开止痛药。

您要学会寻找疼痛的体征,比如肤色苍白、肤色潮红、牙龈干燥苍白、口腔溃疡、呕吐、发烧,等等。另外,身体的任何部位出现肿胀都表示有情况发生。还有,您要观察她的手势、声音和表情,以及行为上的变化,如焦虑、激越、叫喊和睡眠问题。这些都可能是疼痛或不舒服的信号。

预防感染和肺炎

- 保持她口腔和牙齿的清洁。这可以减少口腔中导致感染的细菌。每餐之后您都要给她刷牙，用湿润的纱布清洁牙龈、舌头和口腔黏膜。如果她的假牙已经不合适了，那就摘掉它吧。每天让她多喝几次水，保持口腔湿润，但每次要控制饮水量。如果刷牙不方便，就用漱口水。记得给她的唇部涂上滋润唇膏，不要让她的嘴唇干燥；
- 及时处理她的伤口和划痕。用温的生理盐水或碘伏水清洗伤口，并使用抗生素药膏。如果伤口很深，就请医生或护士来处理伤口；
- 注意预防流感和肺炎。

关怀治疗的原则

痴呆患者生命最后阶段的关怀治疗原则与患者的生命质量紧密相关。只要还有支持证据，患者的治疗活动是需要保证的。我们在工作中会遇到或听说一些实例，家人把老人送入养老机构后就停了所有的治疗，这样做等于加速了机体的衰退和生命的流逝。提前终止还有意义的治疗行为，是违背人道主义精神的。

关怀治疗的另外一个原则是，如果痴呆老人还有基本生活的能力，那就要尽量让她用出来。有些养老院或护理机构在老人还没到关怀治疗阶段的时候，就打上点滴，喂上鼻饲，插上尿管，或者上了约束，然后就放在那里了。这也等于是提前剥夺了她的能力，从而影响到她的生命。

举例来说，如果一个老人的尿道膀胱功能没有那么差，还能够在护工的帮助下去上厕所，那么，如果提前让她卧床插上尿管尿袋的话，就很容易出现感染。

鼻饲也一样。痴呆老人不吃饭，护理人员也没有那么多耐心去喂她，于是就直接上了管子。其实她还没有丧失咀嚼功能，而且鼻饲管插上去是很不舒服的。如果护理人员能够耐心地训练老人自己吃东西，老人的咀嚼功能就能保存，她的唾液分泌、消化系统胃液的分泌、肠腺的分泌都能保持在一个更良好的状态，而且口腔护理也比较容易做。而如果嘴老是不动，溃疡、霉菌、感染等系列问题都会出来了。

所以，对于重度痴呆患者，我们的建议是，如果她还有能力，不要过早地去剥夺她的能力。哪怕她的日子已经不长了，她的生命依然要得到尊重。

机构护理及临终关怀

晚期痴呆患者往往需要24小时的看护。24小时看护对于家人或者居家护理人员来说已经非常困难，将她转移到专业的老年护理机构可能是最佳选择。这些机构的基本原则就是给疾病晚期的患者和家人提供护理和支持性服务，强调患者最后日子里生活的质量和人格的尊严。

正如我们已经告诉您的，把您心爱的亲人送到养老院或医院，由训练有素的护理人员照料，绝不意味着您的失败。相反，这个决定意味着您即使是在疾病的晚期阶段，仍然在为她生命的尊严而努力。

她永远离开您的日子即将到来。

照护者生存法则

- 照护者面临的挑战
- 缓解照护压力
- 维持美好的家庭关系

照护者面临的挑战

家庭照护者是伟大的。

任何人得知自己深爱的亲人罹患痴呆,都会有不同程度的震惊、恐惧、无助和悲伤,因为我们都知道,目前医学上还没有办法治愈痴呆。而在这个时刻,家庭照护者能克服自己的情绪,勇敢承担起照顾亲人的责任,这一行动,本身就值得肯定和尊重。

家庭照护是慷慨而富有爱心的行动,同时也是一件十分繁重的任务,负担和压力是实实在在需要面临的问题。大量针对家庭照护者的研究和调查都已经证明,承担痴呆家庭护理工作的家庭成员比普通人要承受更为巨大的潜在风险。这些风险包括——

- 身心健康问题的风险是别人的2倍
- 因神经、精神问题服药的概率高2.5倍
- 就医意愿是别人的一半
- 更加觉得与家人朋友有隔阂,家庭关系和社会关系都受到影响
- 更有可能遇到财务危机

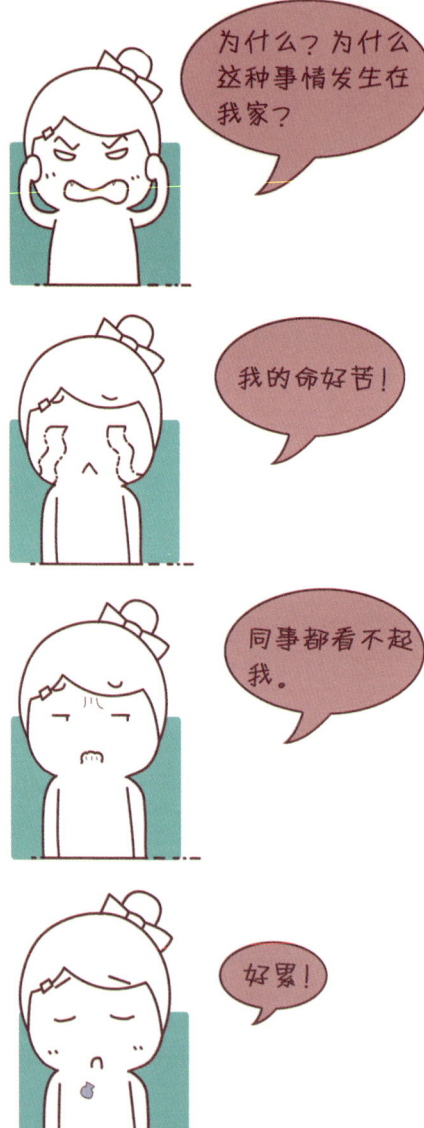

最近来自于美国的一项研究甚至显示,如果是配偶负责照顾患病的老伴儿,那配偶罹患痴呆的风险比常人高出2倍。这是多么惊人的事实啊!

所以,在这个章节,我们向您——伟大的家庭照护者,提供一些保障您个人身心健康的建议。因为,您比任何人都值得获得帮助和支持。在痴呆面前,您并不需要独自战斗。

缓解照护压力

家庭照护者的压力

痴呆家庭照护者时常觉得压力巨大。太多的压力对您和您所照顾的亲人都有害。如果您经常出现压力症状,一定要咨询医生。如果您忽视这些情况,您的身心健康水平会下降的。

常见的照护压力会表现为以下几个方面——

- **拒绝接受**

在亲人刚刚被诊断为痴呆的时候,很多患者家属心理上很难接受这个事实。他们会否认亲人得了痴呆,也会否认痴呆对患者发生的影响。

"我爸爸身体很健康,以前的事儿记得清楚着呢,他怎么可能是痴呆!"

"我知道妈妈会好起来的。"

- **生气**

有的家属会因为这样的疾病侵犯到自己的家庭、让生活变得天翻地覆而愤怒,为阿尔茨海默病目前没有治愈的方法而愤怒，为和患病的亲人沟通不畅而愤怒，也会为家人或朋友不理解自己而感到愤怒。

"她要是还这么没完没了地问问题，我就要疯了！"

"我真倒霉，怎么摊上这个病！"

● **逃避社交**

有的家人因为家里出了痴呆病人，担心别人歧视而离开原来的社交活动；也有的认为这是自己家的事，得这个病也有羞耻感，不愿意让人知道，或者给人添麻烦，因此也开始远离社交。

"我不想去参加这个活动了。"

"我不想见到老朋友。见到他们，我说什么呀？！"

● **抑郁**

在照顾痴呆患者的时候，您所感受到的压力、生气、内疚和忧愁可能会导致抑郁。其实，不止家庭照护者，很多在护理机构长期照顾老人的护理人员也会出现抑郁的问题。

"这种日子，什么时候才算是个头儿啊！"

"每一天都过得那么没有意思！"

其他的压力表现还包括焦虑、沮丧、精疲力竭、失眠、烦躁易怒、注意力不集中等等。有的则在身体上发出警报，出现一系列的健康问题。很多家庭照护者常年累月地忧心忡忡，几乎忘了自己上次开怀大笑是什么时候的事儿了。

做一个健康的照护者

好好照顾自己，是您成为一名健康的照护者的第一要素。很多家庭照护者，尤其是配偶，容易把自己的健康放在第二位。可是要知道，如果您失去了健康，您又如何照顾患病的亲人呢？她的健康和快乐又从何而来呢？

做一个健康的照护者，我们给您如下建议——

● **要做一个有知识的照护者**

随着疾病的进展，不断需要有新的照护技巧。我们很高兴您现在就在翻阅这本教练书！照护知识和别人的故事能帮助您更好地了解疾病，学习实用的技巧和经验，减少疾病面前的束手无策感。

● **寻求帮助，利用一切可以利用的资源**

寻求他人的帮助绝不表示您是一个失败的照护者。只有获得家人、朋友和社区的支持，您才能得以放松和喘口气。

做一个健康的照护者很重要的方法是了解一切您可以利用的资源。社区老年活动中心、居家服务、家政服务、送餐服务、老年公寓、养老院、敬老院、老年护理院、老年病医院……这些都可以在疾病的不同阶段帮助到您。

● **好好照顾您自己**

您需要注意饮食和运动，要有足够的休息。您可以找时间出门买东西、和老朋友共进午餐，或者出去锻炼一下。您可以在其他家人帮助您照看患者或者居家护理员上门服务的时候，

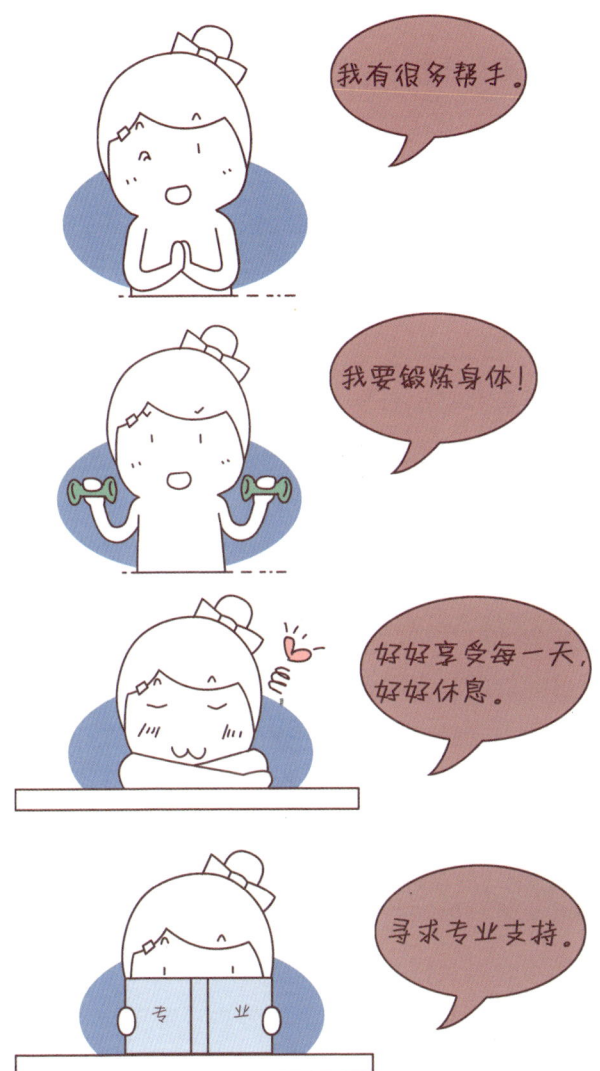

去做这些事。

- **调节压力水平**

    压力会造成身体健康问题，比如，视力模糊、肠胃不适和高血压等等。压力也会造成行为的改变，比如容易发脾气、注意力不集中、没胃口吃东西等等。记下您的症状，必要时就去看医生。平时多使用对您有效的放松技巧，比如，深呼吸、出门散步、做操等等，让您感觉好一点。

- **接受发生的变化**

    痴呆患者很多时候会变化无常，很多行为是您和她本人无法控制的。有的时候要现实一点，学会让她去。这也是为什么其他一些护理服务资源对您非常重要的原因，因为可以在您需要放松的时候得到帮助。

- **做好法律和经济计划**

    如果可能的话，当患者刚被诊断出痴呆的时候，您就要邀请患者和其他家庭成员一起，对家庭重大的法律和财务问题作出决策。未雨绸缪，越早做好计划，对未来越有利。

- **给自己信心，而不是内疚**

    痴呆患者通过您的悉心照护可以保持晚年的生活品质和尊严，但是您同时也会看到她不可逆转的衰退和生命的流逝。这的确会让人觉得悲伤，不过您还是要多看看积极的一刻。您已经尽了您最大的努力。不要感到内疚，因为您已经做到最多了。她需要您的时候，您就在那里，您已经可以为此而感到自豪。

生存小窍门

- 把您的健康列为重要事项
- 在您需要的时候寻求帮助
- 参加患者家庭俱乐部或类似的支持团体
- 每天都要休息
- 保持和朋友们相处
- 保持您的兴趣爱好
- 保持幽默感
- 庆祝自己做得好的地方
- 健康饮食
- 能多锻炼就多锻炼
- 不舒服要去看医生
- 处理好法律和财务问题
- 坦然过好每一天

维持美好的家庭关系

被痴呆侵犯的家庭都会经历亲人从疾病的早期发展到中期,直到晚期和临终的全部过程。在痴呆还没有治愈方法的时候,这场漫长的比赛仿佛注定没有赢的可能,因为最终,痴呆会夺去您心爱的人的生命。

但是,就算是一场失利的比赛,也是人生一次重要的体验。而这场与痴呆的较量,已经超越了世界上的任何比赛,它的过程本身更能让我们体会到记忆的美好、情感的深厚,以及家庭的温暖。

而我们能给所有的家庭照护者的忠告就是:疾病也是生命的一部分。它能让我们认识到生命的有限和时间的珍贵。如果您的家人被诊断出罹患痴呆,我们希望您能心平气和地对待,珍惜大家还能在一起度过的时光,因为生命和爱依然存在。

亲密关系

目前,无论是在发达国家还是中国,患者的配偶或伴侣作为家庭第一照护者的比例非常高。痴呆会给伴侣间相濡以沫的亲密关系带来很大的挑战。由于患者认知能力的衰退,您再也无法重温曾经的情感或身体上的亲密。随着病程的发展，患者可能不记得您就是她的老伴儿，甚至根本不记得您是谁；出现问题行为的时候，她甚至还可能骂您、打您。

这种情况出现的时候，您会感到无比伤心。有这些感觉是很正常的。请您一定记得，这是疾病在伤害您，而不是患者本人。她依然需要您耐心而温柔地对待她，她依然渴望您的爱抚、牵手和拥抱。

外公外婆是我们小辈心目中最最恩爱的夫妻。外公一直夸外婆年轻时穿旗袍最最好看；而外婆就算已经患上痴呆，却还清楚地记得，年轻时在杭州和外公一起堆雪人。杭州难得下雪，外公是国立艺专的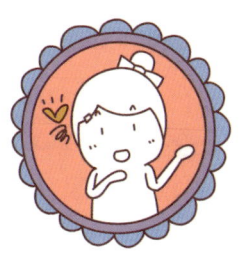高材生，用捏惯画笔的手，为心爱的女子堆雪人。外婆在微笑着老去，记忆的最后一刻，就是年轻时最最美丽的一瞬。

外公很爱外婆，虽然他们老辈人从来不会把爱挂在嘴边。外婆有阵子经常犯糊涂，白天黑夜颠倒着过。那时候家里请过一个保姆，因为护理压力的确大，有时忍不住就会骂外婆。有一次被外公听到，一生高傲的他给保姆下跪，请求她善待外婆。

外公是先走的。他走前留下了份遗嘱，诉说了对外婆的感情和感激。遗嘱里，他把外婆生病治疗的钱都安排好，还规定子女不许把外婆送到养老院去，因为那样，外婆会不习惯，会害怕。

外公走一年多以后，外婆也走了。其实，她的晚年过得十分辛苦，痴呆让她已经不认得自己的亲人，骨质疏松让她只能长卧在床。她走的时候，我们都没有难过，因为她终于可以和外公团聚了。她不放心外公。她也实在离不开他。

亲情和友谊

照顾痴呆患者的时候，您难免有的时候会感觉孤独，因为您没有什么时间和其他家人和朋友在一起；而家人和朋友由于担心不知道该说什么或该做什么，因而对于您和痴呆患者相处有所犹豫。

我们的建议是，您可以主动联系家人和朋友，向他们倾诉。虽然痴呆已经在一定程度上改变了您的生活，但是您依然珍惜亲情和友谊，并期盼得到家人和朋友的支持。

下面的方法是打破交流障碍、成功实施家庭照护的途径：

- **分享知识和技能**

就如我们从痴呆早期阶段就开始强调的，让家人了解痴呆的疾病知识、发展进程以及所需要的照顾非常重要。这可以帮助一个大家庭拧成一股绳，为患者提供帮助。与其他家人的互动，可以让每位成员都了解痴呆所带来的能力损失，可以群策群力，尽可能给予患者更高质量的生活，让患者和整个家庭都受益。

- **制定计划**

成功的照护者需要一个计划。一个计划可能包括：谁在特定时间和活动中来协助您照顾，如何让痴呆患者做一些有意义的事情，如何应对可能发生的问题并做好相应的准备，这个计划还将包括未来的决定。比如，家里是否会考虑把患者送到护理院？如果会，什么时候送？如何分担居住和护理费用？

每个家庭成员的能力和做事方法都不同，有的人可能会马上积极地投入进来，迅速组织资源；有的人可能更乐意得到您明确的指示再去做事。所以，要根据他们的喜好和能力来分配任务。

如果家庭成员之间存在一个共同的目标和计划，他们就会更加有效地组织并一起工作。

● **良好的沟通**

良好的沟通会帮助您打破屏障，实施成功的家庭照护。如果家庭成员之间不交换信息，每个人就不会清楚照护的目标和需要，那么，家庭也就不会制订出一个有效的计划并付诸实施。

沟通不光是在理性层面，更要有情感层面的交流。您可以分享疾病给您带来的影响，分享和患者沟通的有效方法，重要的是，表达对其他家人伸出援手的感激。如果您能够让家人知道您需要他们做些什么，他们的帮助会起到什么积极的作用，他们就会真正理解您，并且更积极地参与并提供帮助。

与孩子们的交流

痴呆影响的是全家人的生活，也包括孩子在内。如果您患病的亲人有孙辈，那您也需要花时间和心思与这些孩子交流，帮助孩子们理解家里到底发生了什么事情。

当孩子们起初看到患病的长辈在行为举止上一系列的异常后，可能会有这样的感受和反应——

- **害怕** 因为长辈性格的变化、怪异的表现而感到迷茫和害怕。
- **担心** 担心痴呆会传染，担心父母也会得这个病，担心未来自己也会得痴呆。
- **伤心** 有的孩子从小被爷爷奶奶或外公外婆带大，等有一天自己亲爱的奶奶不认得自己甚至冲自己乱吼乱叫的时候，孩子的情感会很难接受，有的还会以为是自己惹大人生气了而感到内疚。
- **生气** 有些孩子对于老人跟在自己后面重复问问题会表现得不耐烦。还有的会因为老人出去遛弯不回来，不得不被爸爸妈妈叫去一起去寻找老人而感到生气。
- **嫉妒和不满** 有些孩子会因为家人对痴呆长辈的关注越来越多而表现出嫉妒和不满。别忘了，他们可都曾经是家里的小皇帝！
- **羞耻** 有些孩子会因为家里有痴呆老人而不好意思带同学或好朋友来家里玩。

孩子们在表现这些情绪的时候可能有各种各样的方式——有的会用身体来表示自己的抱怨，如胃痛或头痛；有的不好好念书，在学校表现不好；有的放学后不愿意回家，宁肯在学校或者同学家呆着；有的则再也不愿意邀请同学和朋友来家里做客。

您在成为一位聪明的照护者的同时，也要当一名有智慧的家长。我们给您这样的一些建议——

1. 当孩子们问关于痴呆的各种问题时，坦诚地和他们交流

孩子们是最喜欢提问的。否则就不会有十万个为什么。

关于痴呆，没有什么问题是愚蠢的。如果孩子们缠着您问痴呆，以及患病的爷爷奶奶的情况，您应该感觉高兴和庆幸，因为孩子们已经有了开放的心灵和态度来吸取关于痴呆的知识。这是一个好现象。

您可以分享您对疾病的了解，病程的发展，爷爷奶奶可能会变成什么样子。更重要的是，您可以告诉孩子们，他们可以做些什么来帮助到爷爷奶奶。

2. 安慰孩子，尊重他们的感受

要给孩子表达他们感受的机会。无论是害怕、内疚还是担心，您都需要安慰他们。这些感受都是正常的，因为这些感受，您也同样经历过。

我们要告诉孩子不要害怕痴呆。但是，当患病的老人因为不能认出自己的小辈、行为异常而让孩子觉得害怕时，我们也要体谅孩子的感受，并且要告诉他们，是痴呆造成了这些状况的发生，是疾病让爷爷或奶奶变成了现在的样子，而不是我们做了什么错事，或者老人真的不喜欢自己的后辈了。

也会有孩子对患病的老人心存恐惧，有的时候不愿意和父母一起去看望老人。如果这种探望真的令孩子痛苦，那就不要硬逼着孩子去了。

3. 让孩子成为您的好帮手

有的孩子本身是爷爷奶奶带大的，和他们有着很深厚的感情；孩子们也愿意做一些事情，照顾患病的长辈。如果是这样，您应该感到欣慰，因为孩子虽然小，但懂得爱、感激和回报。

您可以让孩子给老人表演节目，陪老人看家里的老照片，读书读报给老人听，陪老人看电影或电视，或者陪老人一起出去转转。年龄大一些的孩子还可以参与一些日常照料，或者分担一些您的家务。

您还可以鼓励孩子成为家里的记忆天使。一个家是储藏爱、关怀和记忆的地方。当长辈罹患痴呆，孩子们可以帮助长辈整理多年的相片，做一棵家庭树；可以写日记、心得和长辈的故事，甚至可以拿起照相机和摄像机，记录长辈的生活经历。

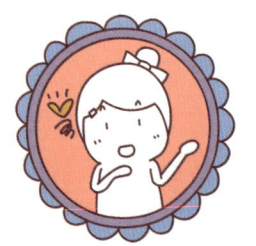

丽莎是一个13岁的美国女孩。因为奶奶得了阿尔茨海默病，丽莎决定自己拍一部关于奶奶的纪录片。

丽莎去了奶奶的几个老友家，听她们说，奶奶是个性情友善、内心坚强、充满温柔和甜蜜的女子，每个人都乐意和她相处。她还喜欢操办家宴，奶奶的老友们最爱上她家参加聚会。

采访老爸的时候，老爸给丽莎看奶奶20多岁时的照片，那时候的奶奶真美，闪耀得就像电影明星一样！

老爸说，爷爷奶奶是40年代结婚的。现在爷爷陪着奶奶住在护理院里。于是，丽莎带着摄像机去养老院看望他们。

这时候的奶奶已经不能说话了，不过幸好还有爷爷。爷爷告诉小丽莎，奶奶有时候还是能知道大家在说什么，当她明白爷爷的话时，她就会微笑。

爷爷回忆说，认得奶奶的时候她还是个美丽的小姑娘，爷爷一见钟情地爱上她，从此再也没有和别的女孩约会，就这样和奶奶厮守到现在。说着，爷爷就去亲吻奶奶的手。这时候，奶奶有了回应，他们颤巍巍地亲吻。小丽莎用摄像机拍下这些镜头的时候，眼泪也扑簌簌掉下来。

那一刻，小丽莎亲眼见证，爷爷有多么爱奶奶。一个13岁女孩拍摄的阿尔茨海默病奶奶的故事，后来被HBO收录进大型纪录片《HBO阿尔茨海默计划》中。

疾病是令人悲伤的，但它也有积极的一面——成为紧紧联结几代人情感的纽带。就让我们珍惜和感受家人之间无尽的关怀与彼此支持，让一个家充满关于爱的珍贵回忆吧！

后记：希望就在不远的地方

2013年12月，国际阿尔茨海默病协会发布了一组数字——2013年，全球痴呆患者人数已达到4400万；到2030年，患者总人数将达到7600万；到2050年，这个数字将突破1.35亿。这其中，将有59%的患者生活在亚洲。

痴呆的疾病负担异常沉重。这不仅是因为人口老龄化的缘故，而且还因为痴呆症是所有慢性疾病中最令人失去能力的疾病之一。根据世界卫生组织的统计，痴呆症的疾病负担超出疟疾、破伤风、乳癌、吸毒或战争的疾病负担，而且在未来25年中，其疾病负担预计将增加76%以上，有可能对国家的公共卫生系统产生毁灭性的影响。由于痴呆患者的人数随着老龄人口增多而增加，痴呆已经成为全球性的公共健康问题。

现在，中国的痴呆患者已经超过900万人。有人会说，900万人算什么，中国高血压患者已经2亿，糖尿病患者已经超过9000万了。可是，当您知道高血压和糖尿病患者罹患痴呆的风险超过正常人群2~3倍的时候，就不会觉得痴呆是个轻松的话题了！

在美国、澳大利亚等发达国家，阿尔茨海默病是仅次于癌症的第二大令人恐惧的疾病。它曾经被称为一个谜,因为它的发病机制至今科学家还在探索和研究中;它曾经被称为一个盗贼,因为它会在不知不觉中偷走记忆银行中所有的储蓄;它曾经被称为一个杀手,因为近年来当癌症、心脑血管疾病和糖尿病的死亡率在下降的时候,痴呆的死亡率却在上升;它还被称作是一个威胁,因为无论对一个家庭还是对一个国家,痴呆的疾病负担都非常非常沉重。

而且,现在还没有药物能治愈或逆转阿尔茨海默病。至于额颞叶痴呆,目前的痴呆治疗药物对它基本不起作用。

那么,痴呆的希望在哪里呢?这个问题连我们自己都会经常问自己——痴呆的希望,到底在哪里?

当我们完成这本书的时候,答案也愈发清晰地浮出脑海。

1. 痴呆的希望在于预防

是,痴呆目前不可治愈。但是,痴呆的预防是我们每个人从现在这一刻就能做的。

我们鼓励人民保持身体健康,让高血压、心脏病、糖尿病得到治疗和控制。这样,至少阿尔茨海默病和血管性痴呆就不会增长得那么迅速。

我们还可以通过阅读、写作、玩拼图、打牌、画画、书法、听音乐等方法保持思想活跃,这也能有效地推迟痴呆的发作和发展。听起来很简单吧?但它就是真的!

我们希望更多的人民来一起了解痴呆的发病原因和防治策略。那些患有心脑血管疾病、糖尿病和肥胖症,生活习惯不良,以及家族中有痴呆患者的人们,更要特别注意降低罹患痴呆的风险，尽一切可能推迟疾病发生。

人的寿命是有限的，推迟痴呆的发病时间，意味着我们能够在晚年保持更长时间的自理生活能力，缩短痴呆的病程，减轻家人的照护负担，维持自己和家庭更好的生活质量。

根据约翰·霍普金斯大学研究人员的预测，如果从2010年起开始采取积极的疾病干预策略，以最为温和的推迟1年发病来计算，到2050年全球将减少920万个痴呆患者。而如果能推迟3年甚至5年呢？全球就会有几千万人不用遭受痴呆的侵袭，更有几亿人口减轻家庭照护负担。

所以，从这一刻开始，让我们一起选择健康的生活方式，对自己的身体负起责任来，让痴呆远离我们的生命吧！

2．痴呆的希望在于科学研究和实践

在过去30年的时间里，医学界对阿尔茨海默病的研究有很多突破性的进展。80年代发现了淀粉样蛋白和神经纤维缠结，90年代发现了阿尔茨海默病的致病基因，进入千禧年以后，利用影像学进行阿尔茨海默病的早期诊断有了新的突破。与此同时，全球的科学家、医学家、制药公司、医学研究机构等等，都在痴呆发病机制研究、生物标记物、药物开发、非药物治疗等方面进行着不懈的探索。例如，全球科学家们都在致力于开发检测异常蛋白的技术，期望能早日实现疾病的早期识别，为早期预防和治疗提供更好的时机。

我们要相信，在不远的未来，医学界能够找到更好的预防和干预痴呆发生发展的办法。

值得称颂的是那些积极参与临床研究的患者和他们的家

人。进入临床试验的药物或者新型治疗方法可能是有效的，也可能是无效的，甚至有的可能有意想不到的副作用；部分参与临床研究的患者可能会被分到安慰剂组进行对照实验。他们真的是在用自己的生命，为医学、为后来的患者贡献一份力量。这种贡献是伟大的。

3. 痴呆的希望在人类的爱和关怀中

在工作中我们已经深深体会，痴呆患者在家庭中的生活质量完全取决于家人赋予她的爱和关怀。痴呆患者在机构中的生活质量也取决于护理人员的爱心、同情心和专业照护的技能。

读过教练书中的一个个小故事您便会发现，虽然痴呆会夺走亲人的记忆、思考和认知的能力，但是爱依然存在，而且，爱会创造出奇迹——那些原本不懂什么是痴呆的家人，会勇敢地变身成痴呆护理员，在困境中因爱而生一个个的灵感，摸索出照顾至爱的好方法。

有的痴呆患者的亲人，更是把小爱变成大爱。里根总统的母亲也是阿尔茨海默病患者，在养老院的时候已经认不得自己的儿子；里根在任总统期间就非常重视这一疾病，并将其列入国家公共卫生重点研究计划。1994年，里根被诊断出罹患阿尔茨海默病后，立即发表告美国人民书。自此，美国及其他发达国家对于这一疾病的临床研究、护理、公众教育、专业培训以及社会支持系统都得以大规模地发展。

类似的故事也发生在世界"光纤之父"高锟先生身上。他在几年前被诊断出阿尔茨海默病，2009年他获得诺贝尔奖的时候，已经记不得自己为什么会拿到这个大奖。他相濡以沫50年的妻子黄美芸女士，眼看自己心爱的丈夫逐渐衰退，从一个天资聪颖、敏锐机智的人，变成彻彻底底的另外一个人，深感此病对病人及其家属造成的难以言喻的伤痛和影响。

就这样，高太在香港成立了高锟基金会。她说，光纤的发明是查尔斯（高锟先生的英文名）前半生的使命，而他未来的使命，就是让更多的人认识痴呆，让更多的患者和家人得到帮助。

就在我们的教练书即将完成的时候，国际阿尔茨海默病协会理事、澳大利亚阿尔茨海默协会前任主席Robert Yeoh博士访问中国。这位华人家庭医生在过去二十年间一直致力于推动澳洲乃至亚太区痴呆防治工作的开展。我们在一起交流的时候他这样说：

"我未来的生命是属于痴呆患者和他们的家人的。我现在已经七十多岁，我的时间不会太多了。如果你们需要我做些什么，我一定来。希望我活着的时候，能看到中国的痴呆患者和家庭能因为你们而改善他们的生活品质。"

所有这些，都令我们相信，痴呆的希望，就在人类的爱、同情和关怀之中。

一代人没有做完的事，下一代人可以接着去做。

我们做不完的事，您也可以一起来做。

痴呆的希望，就在于我们强大的内心；而痴呆的曙光，就在前面不远的地方。

医疗资源指南

北 京

北京大学第六医院（记忆中心）

地址：北京市海淀区花园北路51号

咨询电话：010-82806167

门诊信息：　　　周二下午　　　李　涛

　　　　　　　　周三全天　　　王华丽

　　　　　　　　周四全天　　　于　欣

北京大学第一医院（神经内科）

地址：北京市西城区西什库大街8号

咨询电话：010-83575356

门诊信息：　　　周二上午　　　王荫华

　　　　　　　　周五下午　　　孙永安

北京大学第三医院（神经内科）

地址：北京市海淀区花园北路49号

咨询电话：010-82264402（神经内科）

门诊信息：　　周一上午　　　特需门诊
　　　　　　　周二下午　　　专家门诊
　　　　　　　周四上午　　　专家门诊

北京大学人民医院

地址：北京市西城区西直门南大街11号

咨询电话：010-88326750

门诊信息：　　周二下午　　　苗懿德

北京安贞医院（精神心理科）

地址：北京市朝阳区安贞2号北京安贞医院新门诊大楼11层

咨询电话：010-64456763

门诊信息：　　周二上午　　　贺建华
　　　　　　　周四上午　　　贺建华

北京世纪坛医院（神经内科）

地址：海淀区羊坊店铁医路10号

咨询电话：010-63926054

门诊信息：　　周二下午　　　张菁
　　　　　　　周四上午　　　张菁

北京协和医院(神经科)
地址:东城区东单帅府园1号

北京宣武医院(神经内科)
地址:北京市西城区长椿街45号

北京天坛医院(神经内科)
地址:北京市东城区天坛西里6号

北京中医药大学东直门医院(老年病科)
地址:北京市东城区海运仓5号

北京医院(神经内科)
地址:北京市东单大华路1号

北京北京安定医院(精神科)
地址:北京市西城区德胜门外安康胡同5号

上 海

上海长征医院(神经内科-记忆力障碍专病门诊)
地址:上海市凤阳路415号

咨询电话:021-81885456(神经内科)

门诊信息: 周三下午

上海交通大学医学院附属精神卫生中心（老年重点专科门诊）

地址：上海市徐汇区宛平南路600号

门诊信息： 周一下午 老年特需门诊 肖世富
 周二上午 专家门诊 李冠军
 周三下午 王静华

复旦大学附属华东医院（神经内科专病门诊）

地址：上海市静安区延安西路221弄7号楼2楼19号诊室

咨询电话：021-62483180转70228

门诊信息： 周二下午

上海华山医院（神经内科）

地址：本院：上海市乌鲁木齐中路12号
 东院：上海市浦东新区红枫路525号
 北院：上海市宝山区陆翔路108号

上海瑞金医院（神经内科）

地址：上海市瑞金二路197号

天　津

天津市环湖医院

地址：天津市河西区气象台路122号

咨询电话：022-60367883

门诊信息： 周一上午 周玉颖
 周二下午 周玉颖

天津医科大学总医院
地址：天津市和平区鞍山道154号
咨询电话：022-60362534
门诊信息：　　　周四下午　　　张　楠
　　　　　　　　周五全天　　　杜红坚

安 徽 省

安徽医科大学第一附属医院
地址：合肥市蜀山区绩溪路218号
咨询电话：0551-62922328　13866161745
门诊信息　　　周五全天

江 苏 省

南京脑科医院（精神科、神经内科）
地址：南京市广州路264号

浙 江 省

浙江大学医学院附属第一医院（认知与记忆障碍专科）
地址：杭州市庆春路79号
咨询电话：0571-87236351
门诊信息：　　　周三下午

浙江大学医学院附属邵逸夫医院

地址：杭州市庆春东路3号

咨询电话：0571-86006375 86006376

出诊信息：　　周三上午　　　陈　炜

　　　　　　　周四下午　　　陈　炜

温州医科大学附属第一医院（神经内科）

地址：新院区：温州市瓯海区上蔡

老院区：温州市鹿城区公园路

咨询电话：0577-88069799　　0577-8069788

江 西 省

南昌大学第二附属医院

地址：南昌市民德路1号

门诊信息：　　周三　　唐震宇

　　　　　　　周五　　曾红梅

河 北 省

河北医科大学第一医院（神经内科记忆障碍门诊）

地址：石家庄市东岗路89号

咨询电话：0311-85917164

门诊信息：　　周二全天　　　顾　平

湖 北 省

华中科技大学附属协和医院
地址：武汉市江汉区解放大道1277号
门诊信息：　　　周一下午　　　梁直厚
　　　　　　　　周一全天　　　苏　颖
　　　　　　　　周二上午　　　梁直厚
　　　　　　　　周四上午　　　苏　颖
　　　　　　　　周五上午　　　梁直厚

广 东 省

广州医科大学附属第二医院（神经内科）
地址：　广州市昌岗东路250号
咨询电话：020-34152478
门诊时间：　周一上午，周二、周四下午
出诊医生：　王延平，杨少青

广州脑科医院（神经内科）
地址：总院　　　广州市荔湾区芳村明心路36号
江村分院：　　　广州市白云区广花二路800号
荔湾门诊部：广州市荔湾区荔湾路53号

陕 西 省

西安交通大学医学院第一附属医院（记忆障碍门诊）

地址：西安市雁塔西路277号

咨询电话：029-85324512

邮箱：yfysjnk@126.com

门诊信息：　　周一上午　　　屈秋民

　　　　　　　周二上午　　　乔　晋

　　　　　　　周二下午　　　屈秋民

　　　　　　　周四下午　　　乔　晋

四 川 省

四川大学华西医院

地址：　精神科：成都市电信南街28号心理卫生中心

　　　　神经内科：成都市外南国学巷37号华西医院神经内科

咨询电话：028-85422620

门诊信息：　　精神科：

　　　　　　　周一下午　　　蒋莉君

　　　　　　　周二下午　　　蒋莉君

　　　　　　　周三下午　　　况伟宏

　　　　　　　周四下午　　　况伟宏

　　　　　　　神经内科：

　　　　　　　周四下午　　　袁　强

网站资源

- 记忆健康360工程　http://memory360.org
- 中国老年保健协会老年痴呆与相关疾病专业委员会　http://adc.org.cn
- 痴呆优质照护培训网　http://921abc.com
- 新浪微博 – 痴呆老人关爱群　http://q.weibo.com/275884
- 国际阿尔茨海默病协会　http://alz.co.uk
- 国际老年精神病学协会　http://ipa-online.org
- 英国阿尔茨海默学会　http://alzheimers.org.uk
- 澳大利亚阿尔茨海默协会　http://www.fightdementia.org.au
- 美国阿尔茨海默协会　http://www.alz.org/index.asp
- 香港认知障碍症协会　http://www.hkada.org.hk
- 台湾失智症协会　http://www.tada2002.org.tw

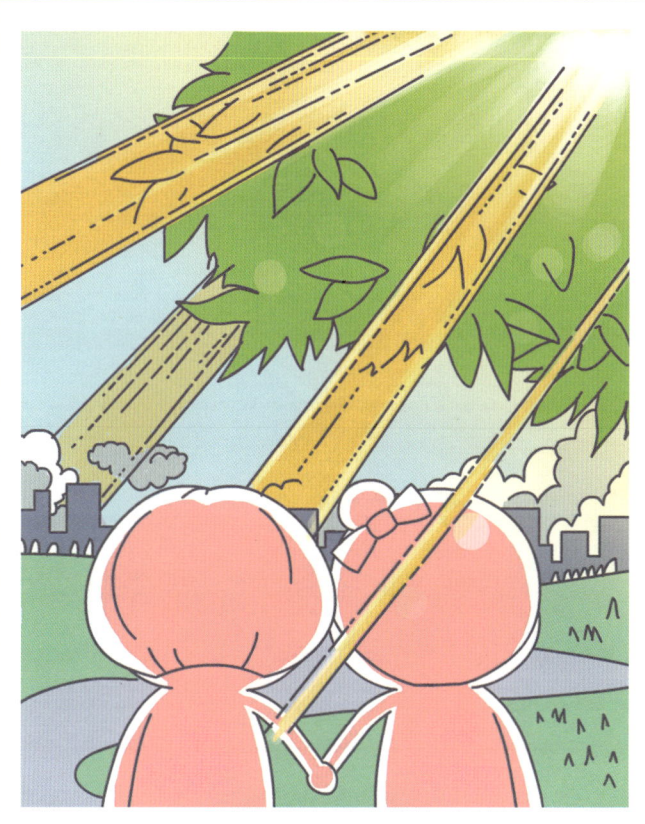

微信扫一扫
照护方法早知道